漢方専門医の脳外科医が書いた

漢方の本 入門編

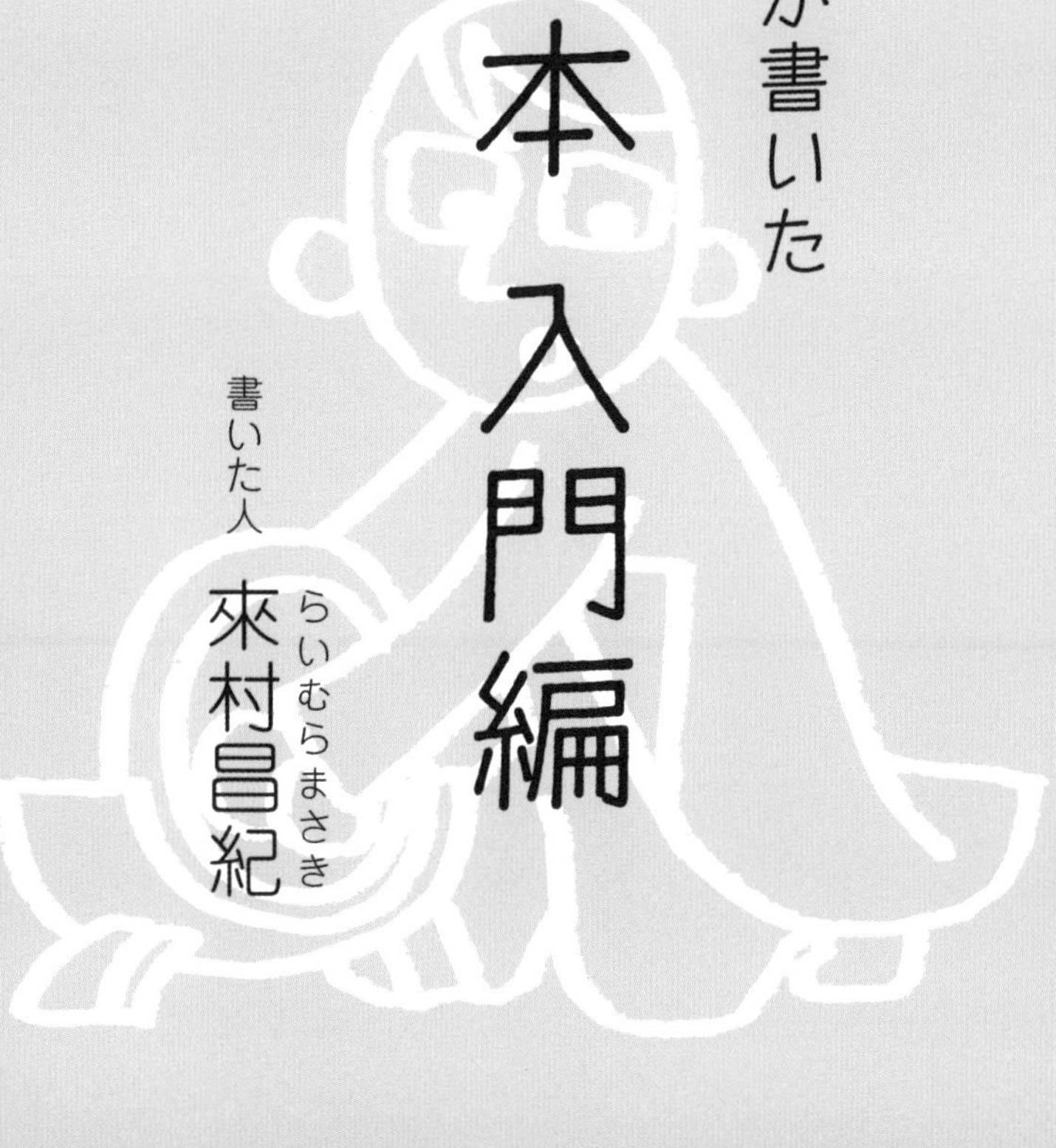

書いた人
來村昌紀《らいむらまさき》

はじめに

まずは、この本を手にとって下さってありがとうございます。この本を手にとってくれている皆様はそれぞれに、理由があってこの本を手にとってくれたのだと思います。「これから漢方を勉強しよう!!」と思っている人、「漢方って何だ?」と疑問に思っている人、「漢方はもう使っているけど、この本もとりあえずみてみるか」という人などさまざまな人がいると思います。この本はそんな色々な立場の皆様に、漢方ってすごいなあとか、面白いなあとまずは興味をもって頂き、勉強したり日常の生活や診療に取り入れていって頂けるきっかけになればと思い書き始めました。

だからすごく難しい事や、理論の事は少し私なりに簡略化して書いています。そのため、本格的に漢方を勉強されている先生方からすれば、なにか物足りない、あるいはきちんと書いていない本だというご指摘もあるかもしれませんが、そういう先生方にも何か、漢方素人の脳外科医が漢方を使うようになった経緯や私なりの漢方の視点が少しでも参考になれば幸いです。

では早速漢方の魅惑の扉を開けてみましょう!!きっと世界の見え方が変わると思いますよ。

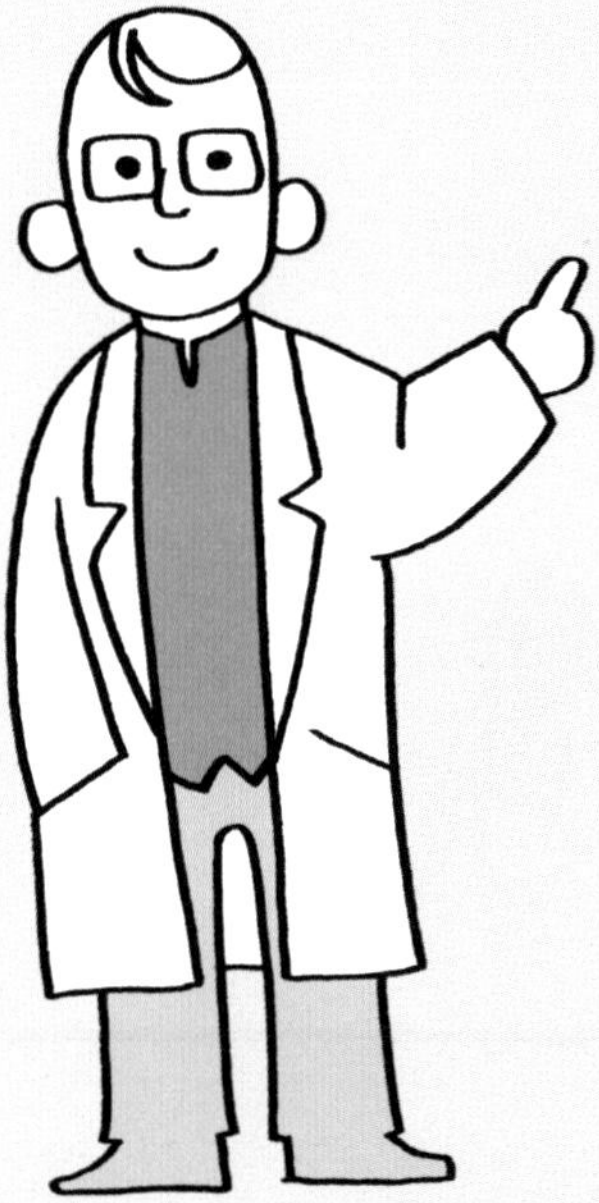

目次

はじめに　…　2
目次　…　4

漢方って何？　…　9

漢方って何？　…　10
漢方の歴史　…　16
コラム❶　扁鵲のすごいエピソード　…　20
世界は漢方に注目している!!　…　22
コラム❷　漢方薬の研究は狙い目　…　26
ガイドライン（ＥＢＭ）に推奨される漢方薬　…　28

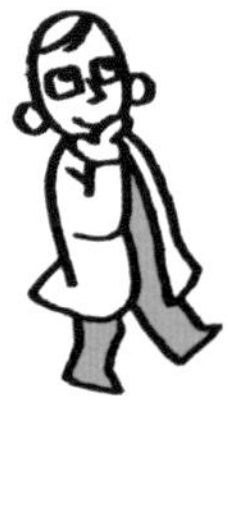

概論編 …… 33

漢方医学における診断と治療のプロセス …… 34
陰陽とは？ …… 42
虚実とは？ …… 46
陰陽と虚実 …… 50
五臓の概念 …… 56
肝57／心57／脾57／肺58／腎58
気血水の概念 …… 62
気をめぐらす理気薬66／元気を補う補気薬68／栄養を補う補血薬70
血流を改善する（実はそれだけじゃない）駆瘀血薬72
六病位（三陰三陽）の概念 …… 76
症例81／異病同治と同病異治83
コラム❸ 漢方薬の経済性 …… 86
漢方診療（問診）の実際の流れ …… 88

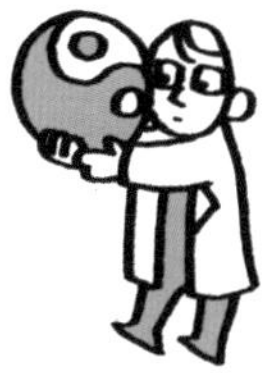

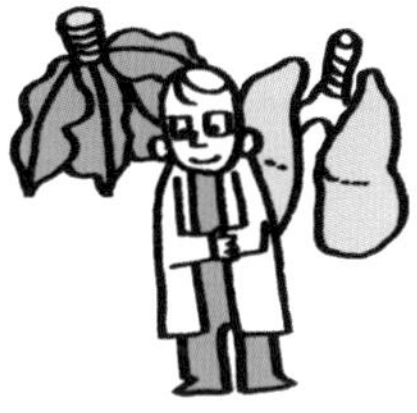

症例 91
コラム❹ インフォームドコンセントと口訣について …95
概論の最後に …96
コラム❺ 開院当時の当院での出来事 …100
漢方薬の副作用のお話 …102
1 甘草含有製剤の副作用である浮腫、高血圧など 104
2 黄金含有製剤による肝機能障害、間質性肺炎 106
3 山梔子含有製剤による腸間膜静脈硬化症 108
コラム❻ 眩暈のお話 …110
コラム❼ 漢方診療は儲かるのか？ …112
これから漢方を勉強する方に …114

実技編 …117

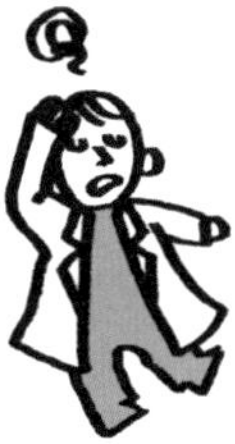

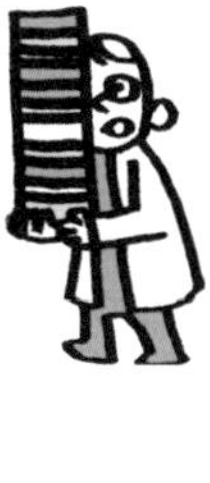

脈診……120
コラム❽ 江戸時代の脈診の面白エピソード……125
舌診……126
腹診……130
コラム❾ 暴れん坊将軍の御種人参の話……136
コラム❿ 脳神経外科でお腹を触るという事……145
最後に……146
あとがき……148

漢方って何？

漢方って何？

漢方って、漢方薬そのものをさしたり、漢方薬を使う医学をさしたりして漢方という言葉の中に様々な意味を含んで世間では使われていると思います。また漢方薬とは植物の根や葉、種などの生薬（植物の根や葉以外にも鉱物や動物あるいは虫などの一部なども使用する場合もあるのですが）を調合して使用する方剤（お薬）であると言えると思います。

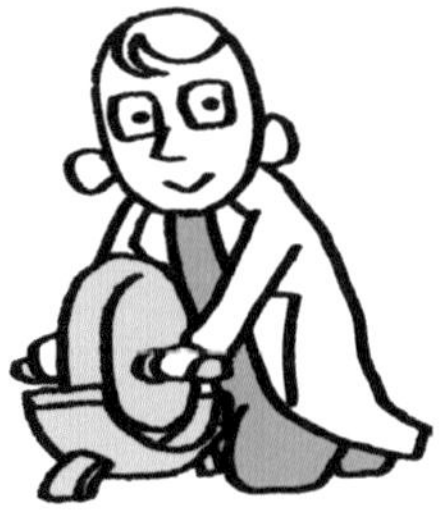

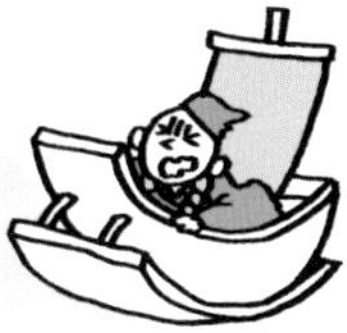

元々は中国で発展した中国医学を日本のお坊さんなどが中国に留学し学んで日本に持ち帰った物が、日本独自に発展したものとなっているため、現在の中国で行われている中医学と、日本の漢方は元は同じですが、今では別のものとなっています。そのため、どちらがすぐれているとかではなくて、お互いに学ぶべき点が多いすぐれたものとなっていると思います。例えて言うなら車は日本よりアメリカの方が先進国でしたが、今では日本車もすぐれた技術が発展し、世界に注目されるすごい車がたくさんありますよね。現在でも人によっては日本車も良いけど、でもやっぱりアメ車もパワーがあってかっこいいよねと好みが分かれるみたいな感じだと思います。

例えば端午の節句にたべる柏餅って美味しいですよね?上新粉の餅の中に、餡をはさんで、カシワの葉で巻いた物です。これはカシワの葉は新芽が育つまで古い葉が落ちない事から家系が途切れない、つまり子孫繁栄を願って江戸時代に江戸で生まれたとされています。この端午の節句に柏餅を供えるという江戸の文化が参勤交代で日本全国に行き渡り、それぞれの地方であんこがつぶあんだったり、こしあんだったり、京都などでは白味噌餡だったりする場合もあります。このようにこの柏餅に対する縁起担ぎのエピソードだったり、その地方にあった独自の工夫などによって、現在でも受け継がれているのだと思います。

漢方もこれと同じです。「柏餅がどうして美味しいか科学的に説明してください」と言われたらどうですか？「餅の割合が70％で餡が30％で、糖分が何％で、うんぬんかんぬん…」って説明するのが難しいですよね？ただ、端午の節句に子孫繁栄を願ってみんなで柏餅を食べたら美味しいし、きっと元気が出て、みんなが笑顔になるんだと思うんですね。その経験がお婆ちゃんやおじいちゃん、両親から子供達に、そしてまたその子供達へとずっと続いていて今も残っているのが柏餅です。だから科学的に説明できなくても美味しいものは美味しい、だから食べたい人がいるというのでも良いと思うのです。

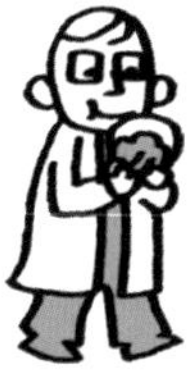

一方西洋医学は科学です。科学的に説明できないものは西洋医学の土台に乗らないのです。だから西洋医学で使われる西洋薬というのは基本的にはきちんとそのお薬の成分が分かっていて、どうしてそのお薬が効く（作用機序や有効血中薬物濃度等）のか、またどんな副作用の可能性があるのかという作用・副作用の機序が分かっていないと使用

できないものとなっています。臨床で患者さんに使用される場合でもEBM（Evidence-Based Medicine）と言って科学的根拠に基づく医療が大切で、医師個人の経験に基づくさじ加減の医療ではばらつきの問題や一貫性がない、科学的裏付けがないなどの問題点があるのではという考え方が今の西洋医学です。

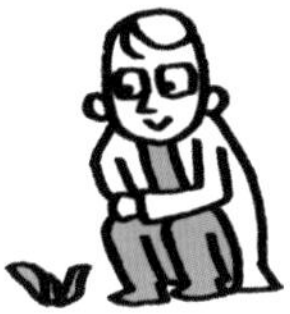

一方漢方（本文では簡単に漢方医学、漢方薬、東洋医学などのひろい概念を含む意味でまとめて漢方という用語を使用したいと思います）は最近では科学的にも生薬の成分やその作用・副作用の機序も分かってきつつあるのですが、まだまだ分からない事も多くあるのも事実です。しかし、長年の経験からこれこれこういう症状の時にはこういう生薬の配合である〇〇湯というものが効きますよという昔からの偉い先生方の言い伝え（これを漢方では口訣《くけつ》と言います）があるのです。例えば具体的に言うと寒気がして、熱が出て、頭も痛くて、肩や首がはってくるようないわゆる風邪のひき始めの症状には葛根《かっこん》、桂皮《けいひ》、大棗《たいそう》、芍薬《しゃくやく》、麻黄《まおう》、生姜《しょうきょう》、甘草《かんぞう》を組み合わせた葛根湯《かっこんとう》が効きますよという言い伝えが少なくとも一八〇〇年くらい前からあって、その後先生達が本当かな？なんて思いながら実際に患者さんや自分達で試してみて効果のあるものだけが選別され

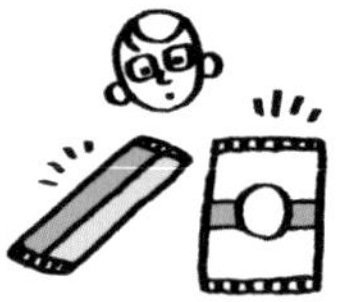

て、また生薬の配合の工夫をされて残ってきたものが現在の葛根湯《かっこんとう》です。その工夫の結果同じ葛根湯《かっこんとう》といっても各種メーカーさんによって少しずつ生薬の配合が違います。これを私はＥＢＭといっても先程のevidenceではなくてexperience（経験）に基づく医療（Experience-Based Medicine）と名付けて、これはこれで良い点があるのだと思っています。科学的に説明できない部分があるからといって効かない訳でもないし、使わないともったいないのだと思うのです。

逆に副作用の面から言えば、長年使用されてきたために、長期間使って大丈夫かどうか、あるいはだいたいどのような副作用が出て、どう対処すればよいかがすでに分かっている事が多いので、むしろ安全に使う事ができると思うのです。一方、新薬はこの先何十年使用して大丈夫かどうか？は誰も分からないのです。だからといって使わないというのではなくて、これからそのデータをとって副作用や安全性を見極める必要があるという事を使用する側は心して使わないといけないという事だと思うのです。

漢方の歴史

中国の実存が確認されている最古の王朝である殷《いん》王朝は紀元前一〇四六年の王朝で甲骨文字や青銅器の文化を発展させたと言われていますが、その頃の発掘された亀板（亀の甲羅）にはすでに病気の事が書かれています。この殷王朝の名臣に伊尹《いいん》がいます。伊尹は元々料理人でしたが、薬酒の作り方や食材、生薬の加工法にすぐれ、いまの煎じ薬（生薬を水に入れて煎じて飲む方法）を普及させたと言われており、湯液の祖とも呼ばれています。

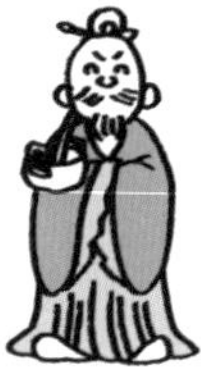

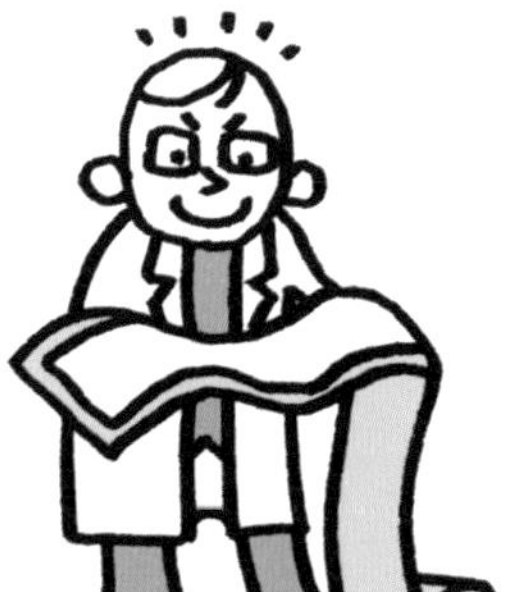

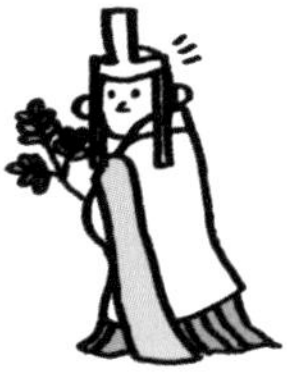

その後殷王朝は武王に滅ぼされ周王朝（紀元前一〇四六年～二五六年）が誕生します。この周王朝も紀元前七七〇年頃になると諸侯が覇を競い合う春秋時代が到来します。この時代の伝説の名医が脈診の元祖ともいわれる扁鵲《へんじゃく》です。春秋時代に覇者となって斉の君主であった桓公の病を見抜いた逸話などもあります（P20）。その後この戦国時代であった春秋時代を勝ち残って天下を統一したのが万里の長城や度量衡・貨幣の統一でも有名な秦（紀元前二二一年～紀元前二〇六年）の始皇帝ですが、劉邦に滅ぼされわずか十五年で滅亡しました。

その劉邦が項羽との覇権争いに勝利し建国したのが漢（紀元前二〇六年～紀元後二二〇年）です。この漢の時代にいよいよ傷寒論を書いた名医張仲景《ちょうちゅうけい》が登場します。張仲景と傷寒論《しょうかんろん》の話は六病位のところでまた詳しくお伝えしますね。ちなみにこの張仲景が活躍していた時代に日本はやっと卑弥呼が出てくる時代となります。

その後漢王朝は権威を失い、群雄が割拠する有名な三国志（魏・呉・蜀）の時代に入ります。この時代に活躍した名医に魏の曹操の主治医であった華佗《かだ》がいます。麻沸散《まふつさん》と

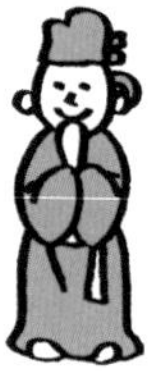

いう麻酔薬を発明し、腹部の切開手術をしたとされています。この麻沸散《まふつさん》を改良し、全身麻酔で乳癌の手術を世界ではじめて行ったのが華岡青州《はなおかせいしゅう》先生です。

三国志の時代、南北朝時代を経て、中国は隋（五八一年～六一八年）・唐（六一八年～九〇七年）の時代に入ります。この時になってやっと日本は飛鳥時代（五九二年～七一〇年）に入り聖徳太子が登場し六〇七年に小野妹子などの遣隋使や吉備真備《きびのまきび》などの遣唐使が派遣され、八九四年に廃止されるまで、積極的に中国の文化を取り入れ、日本の文化・政治の発展に活用され、日本の医学にも大きく貢献したと思われます。

その後日本は平安時代に入り現存する日本最古の医書である医心方を執筆した名医丹波康頼《たんばのやすより》が登場します。医心方は中国の医書の内容を抜粋し、日本の事情に合わせて再編したもので国宝に指定されています。諸病源候論《しょびょうげんこうろん》、千金方《せんきんほう》を中心に百以上の南北朝から唐時代の医書を引用し医学の諸領域から薬物、養生まで幅広い内容の全三十巻からなる医学全書です。

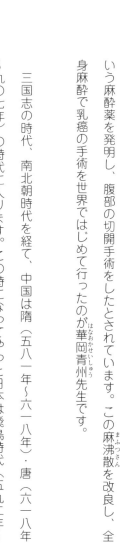

少し話が長くなりましたが、この歴史的な背景（医史学）を知った上で、漢方を勉強したり、使う事がとても大切です。その理由はまた本書でも逐一取り上げたいと思います。

コラム❶ 扁鵲《へんじゃく》のすごいエピソード

扁鵲が斉の君主であった桓公を診察した時のエピソードです。

桓公を診察した扁鵲はこう言います「王には腠理《そうり》（皮膚や皮下などの身体の表面や浅いところ）に疾《やまい》があります」と、それを聞いた桓公は「私には疾などあるわけがない。どうしてお前は疾のないのを治して手がらにしようとするのか」と言うのであった。止むをえず扁鵲はその場を去り、五日後にまた桓公を診て「血脈に疾があります」また五日後に桓公を診て「腸胃に疾がある」と言ったが、いずれも信じてもらえませんでした。さらに五日後、桓公に会うやいなや、扁鵲はあとずさりして走り去りました。

桓公はこれを見て不思議に思い、人を使って扁鵲の後を追わせ、そのわけを問うたところ、扁鵲は「疾が腠理にあるときは湯熨《とうい》（湯と火を使って患部を暖めて治療する方法）を用い、血管にあるときは鍼灸を用い、腸胃にあるときは薬酒（草根・木皮・果実などを漬けて薬用にする酒）を用いて治療するが、疾がこれをすぎて骨髄にあるときは司命《しめい》（人の寿命をつかさどるという神）の及ぶところであり、もはや人術も及ばず治療する事ができない」と言って去ってしまいました。

案の定、その後、桓公は病を得て亡くなってしまいます。今でいう、扁鵲は未病を見抜いていたのですね。桓公も扁鵲の言う事を素直に聞いて未病を治療していたら、長生きして歴史は変わっていたのかもしれませんね。

もう一つ扁鵲のエピソードを紹介しますね。私が扁鵲で好きな逸話は六不治のエピソードです。これは次のような患者は例え扁鵲のような名医でも治せないと断言したと言うお話です。

1．おごり高ぶって道理をわきまえない人
2．財（お金など）をけちって身体（健康）を軽んじる人
3．衣食の節度を保てない人、住を適切にしない人
4．陰陽が五臓にとどこおり、気が安定しない人
5．身体が衰弱しきって、薬を服用できない人
6．巫（霊能者・呪術師）を信じて、医師を信じない人

4．5．は病気の進行や寿命などで仕方ないとしても1．2．3．6．はどうでしょうか？これは皆様もお気をつけ下さい。どんな名医に診てもらっても、内心「この人は治らないな」と思われてしまうかもしれませんよ。

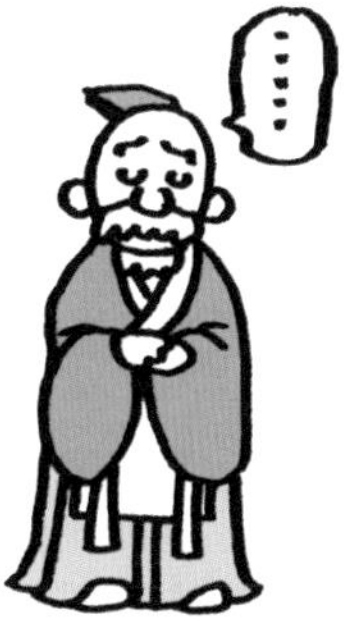

世界は漢方に注目している!!

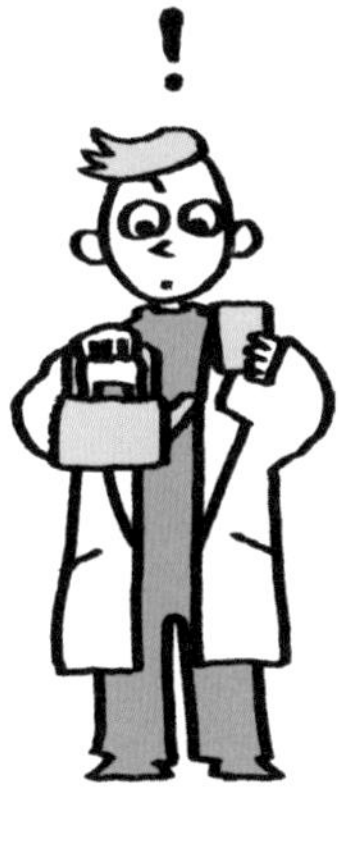

二〇一三年にイギリスのオックスフォード大学のデニス・ノーブル教授は日本の漢方薬の研究を株式会社ツムラと共同で行うと発表しました。これは株式会社ツムラがお金を出して、オックスフォード大学に研究を頼んだのではありません。むこうから日本の漢方を研究したいのでぜひ協力して欲しいとオファーがあったのです。

ではどうしてデニス・ノーブル教授は日本の漢方を研究したかったのでしょうか?そ

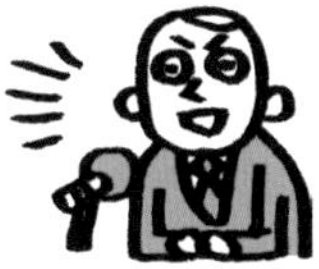

の答えが教授の記者会見にありました。「西洋医学は発展してきているが、やはり西洋医学にも抱える問題点がある、その問題点を解く鍵が漢方薬にあるのではないか」とコメントしました。またこの時の記者会見でイギリスのメディアも来ていて、以下のような質問をしました。要約すると「イギリスのオックスフォード大学が日本の漢方薬を研究してイギリスにどんなメリットがあるのか?」という趣旨の質問でした。それに教授は以下のように答えました。「この研究はイギリスのメリットになる研究ではなくて、世界人類のメリットになる研究です」と答えたのです。どうです?すごいでしょう。

そして、デニス・ノーブル教授が来日した際にどうしても行ってみたい場所がありました。どこだと思いますか?それは東京上野にある東京国立博物館です。何を見たかったのかというと、漢方の歴史でもお話した丹波康頼の書いた医心方を見たかったのです。丹波康頼は平安時代の天皇陛下の主治医です。その先生が書いた、漢方の医学書を見たかったのです。

私はこの医心方のレプリカをみた事があります。先生方も本気になれば、日本の名医であった天皇陛下の主治医の先生や徳川将軍の主治医の先生の書いた医学書を明日からでも勉強する事ができます。こんなに恵まれた国はないでしょう?アメリカ合衆国をみてみましょう。平安時代（七九四年~一一八五年）にはアメリカ合衆国はありません。独立戦争を闘い、一七八九年に初代アメリカ合衆国大統領ジョージ・ワシントンが就任しアメリカ合衆国が誕生するのは平安時代からおよそ千年後なのです。いかに日本の歴史が古く、医学の伝統も長いかが分かると思います。

コラム❷　漢方薬の研究は狙い目

漢方薬の基礎研究は狙い目です。宝の山です。

まずは色々な研究は世界中がしのぎを削っていますね。しかし、漢方の研究、これまでの伝統、経験の蓄積、臨床への応用どれをとっても日本は他の国々と比べてもアドバンテージがあります。また最近は世界でも漢方が注目されており、各種国際学会でも漢方の演題が採択されています。

自慢ではないのですが、私も千葉大学の大学院生時代にシカゴで行われたDDW（Digestive Disease Week）2014に漢方の演題が採択されました。その後も私の研究を引きついでくれた後輩達もDDWに漢方関連の発表で演題が採択されています。

私はTRPV1いう温痛覚のレセプターに漢方薬が作用するメカニズムを研究していたのですが、このDDWは消化器を専門にしている消化器内科や消化器外科の先生でも何年もエントリーしてやっと採択されるかどうかの難しい学会です。そこに脳外科医で演題を採択されたのはおそらく私が最初で最後かもしれませんね。

そもそも脳外科医は消化器学会に演題を出しませんよね。これもとても漢方的な考えで、実は脳と腸はとても相関があって、たとえば、お腹の調子をよくすると頭痛が良くなるという事は、臨床上よくある事なのです。また昔ながらの言い伝え（口訣）は正しいのですが、科学的にその機序が解明されていないものがたくさんあります。この事を証明する研究だけでもたくさんのテーマがあり、まさに宝の山です。ぜひ、これから博士号を取ろうという先生方、漢方薬の研究をしたいと思う先生方にはおすすめです。

でも、実は漢方薬を使って実験データをとるのは至難の業なのですが（純粋な単一成分で薬理学的な実験をしている先生達とはへたをすると喧嘩になります）、しかし、そこで得たデータは臨床に近く、すぐ実臨床に応用できるというメリットがあるとてもやりがいのある研究です。

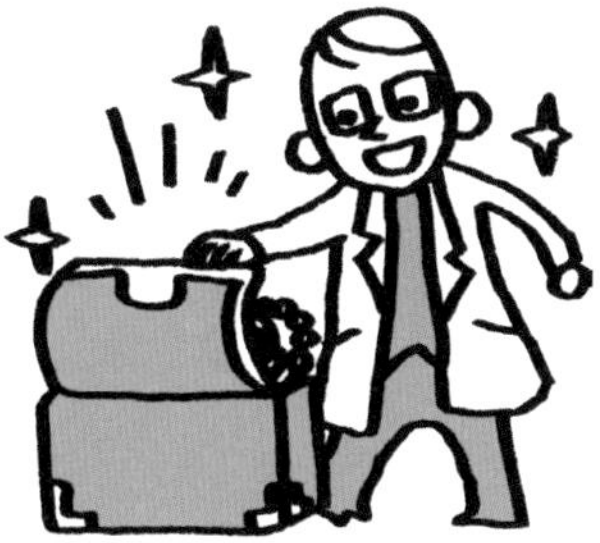

ガイドラインに推奨される漢方薬（EBM）

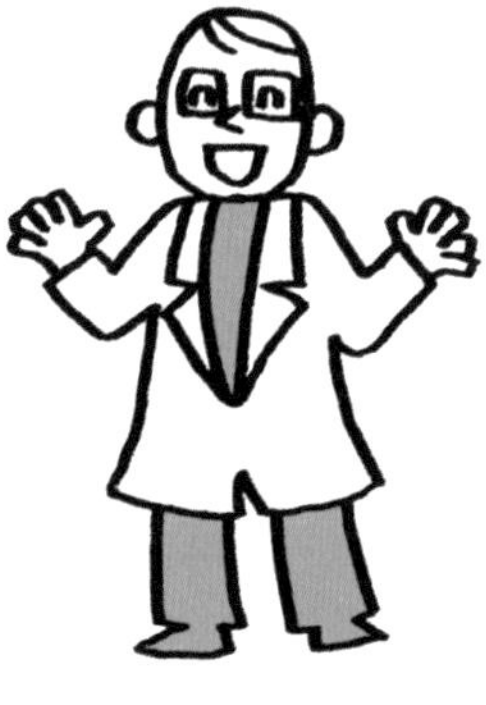

ガイドラインに推奨される漢方薬は表（P30　日本東洋医学会のホームページから最新の情報を得る事ができます）のようにたくさんあります。まさに男女問わず、子供から高齢者まで、急性期の病気から慢性期の病気まで多くの分野で漢方薬の有用性のEvidenceがガイドラインに収録されています。

これはこれでとても良い事なのですが、本当の漢方の魅力（威力）はこのガイドライ

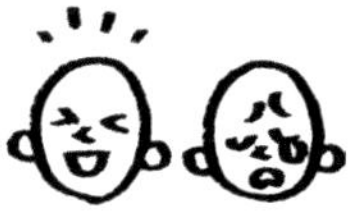

ン通りに治療をしてもうまくいかなかった患者さんにも、あるいはそういう患者さんにこそ効果がある、治療できるというところなのです。つまり個人個人に応じた治療が異なり、また個別に治療ができるという魅力があります。

例えば、西洋医学ではある人の病名が診断基準に基づき診断されるとガイドラインに示される標準治療が決まります。これは人が変わっても病名（診断）が同じであれば、同じ治療が標準治療になります。ただし、それでうまくいかない場合には標準治療（ガイドライン）から外れた治療になるわけですが、漢方治療なら同じ病名でも患者さん毎に漢方薬（治療）が異なる事がよくあります。これを同病異治《どうびょういち》と言います。

例えば、私のところに頭痛で困って来院される患者さんの中には五苓散《ごれいさん》が効く頭痛、呉茱萸湯《ごしゅゆとう》が効く頭痛、葛根湯《かっこんとう》が効く頭痛と同じ頭痛でも効く漢方薬が異なります。つまり同じ診断名でも違う治療が必要ですよという事です。その人にあった漢方薬を使うという事です。これが漢方の魅力でもあり、難しいところです。

漢方製剤の記載を含む診療ガイドライン（2019）

引用論文が存在し、エビデンスと推奨のグレーディングがあり、その記載を含むもの。

認知症疾患診療ガイドライン（2017）
心身症 診断・治療ガイドライン（2006）
脊髄小脳変性症・多系統萎縮症診療ガイドライン（2018）
がん薬物療法に伴う末梢神経障害マネジメントの手引き（2017 年版）
神経障害性疼痛薬物療法ガイドライン（改訂第 2 版）
科学的根拠（evidence）に基づく白内障診療ガイドライン
小児急性中耳炎診療ガイドライン（2013 年版）
高血圧治療ガイドライン（2014）
抗血栓療法中の区域麻酔・神経ブロックガイドライン
鼻アレルギー診療ガイドライン－通年性鼻炎と花粉症－（2016 年版・改訂第 8 版）
胃食道逆流症（GERD）診療ガイドライン（2015・改訂第 2 版）
小児急性胃腸炎診療ガイドライン
機能性消化管疾患診療ガイドライン（2014）機能性ディスペプシア（FD）
機能性消化管疾患診療ガイドライン（2014）過敏性腸症候群（IBS）
非がん性慢性疼痛に対するオピオイド鎮痛薬処方ガイドライン（改訂第 2 版）
慢性便秘症診療ガイドライン（2017）
小児慢性機能性便秘症診療ガイドライン

胆石症診療ガイドライン（2016・改訂第2版）

アトピー性皮膚炎診療ガイドライン（2018）

慢性痒疹診療ガイドライン

汎発性皮膚そう痒症診療ガイドライン

蕁麻疹診療ガイドライン（2018）

日本皮膚科学会円形脱毛症診療ガイドライン（2017年版）

尋常性ザ瘡治療ガイドライン（2017）

特発性後天性全身性無汗症診療ガイドライン（改訂版）

全身性強皮症 診断基準・重症度分類・診療ガイドライン

線維筋痛症診療ガイドライン（2017）

エビデンスに基づくIgA腎症診療ガイドライン（2017）

女性下部尿路症状診療ガイドライン

過活動膀胱診療ガイドライン（第2版）

男性下部尿路症状・前立腺肥大症診療ガイドライン

産婦人科診療ガイドライン - 婦人科外来編（2017）

エビデンスに基づいた月経前不快気分障害（PMDD）の薬物治療ガイドライン（2013年改訂版）

産婦人科診療ガイドライン - 産科編（2017）

咳嗽に関するガイドライン（第２版）
夜間頻尿診療ガイドライン
慢性疼痛治療ガイドライン
頸椎後縦靱帯骨化症診療ガイドライン（2011）
高山病と関連疾患の診療ガイドライン
職業性アレルギー疾患診療ガイドライン（2016）

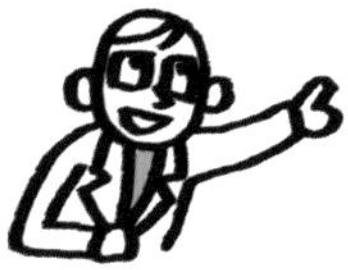

引用論文が存在するが、エビデンスグレードと推奨のグレーディングのないもの、引用論文も存在せず、エビデンスグレードと推奨のグレーディングのないものも含めると、３倍以上の数になります。

概論編

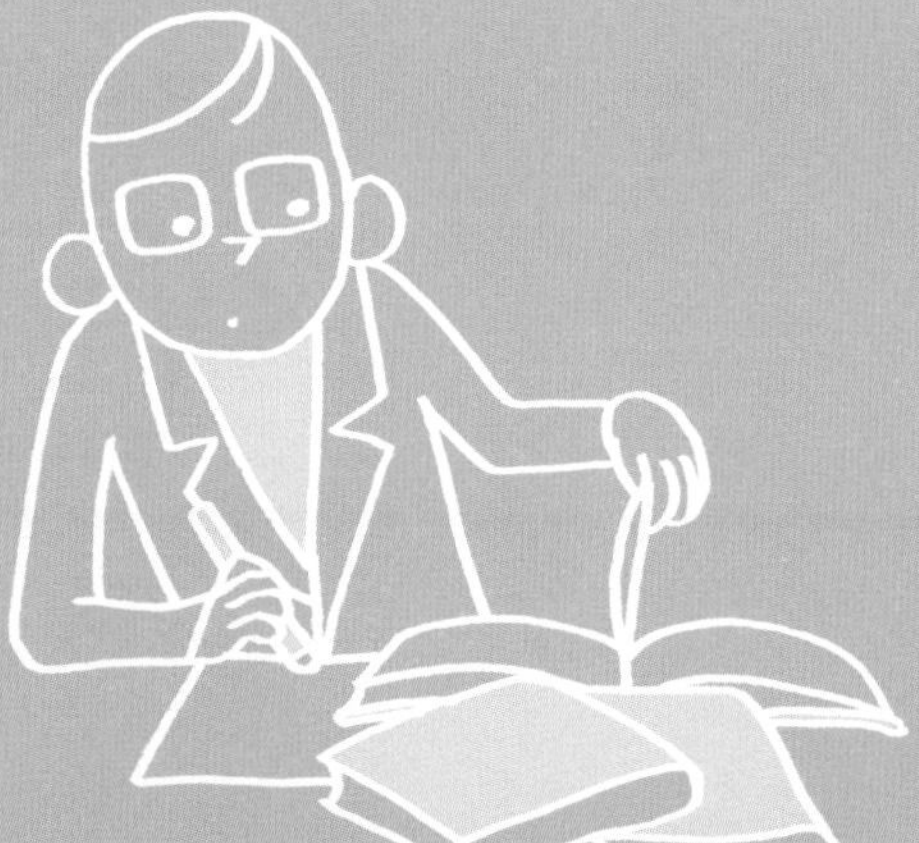

漢方医学における診断と治療のプロセス

現代の西洋医学では患者さんの診断は患者さんの症状や診察所見に加えて、疾患によってレントゲン、血液検査、エコー検査、CTスキャン、MRIなどを施行してそれらのデータを総合して、患者さんの診断を決定し、その診断名に基づいて、まずはガイドラインに沿う標準治療が行われます。一方漢方医学は例えば、上記のレントゲンや血液検査、エコー、CTなどがなかった時代にはどのようにして診断していたのでしょうか?それは五感をフルに活用して患者さんの病態を考えていたのです（つまり診断をつ

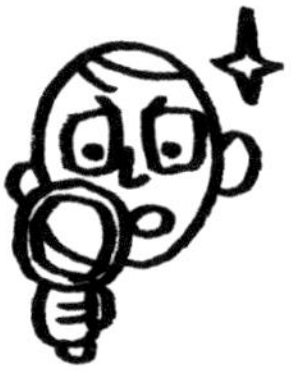

けていたのです)。

まずは視覚です。たとえば患者さんの見かけ、これを漢方では望《のぞ》むと書いて望診《ぼうしん》といいます。例えば、みかけでも色々な事がわかります。やせているなとか、太っているなとか、顔が疲れているなとか、怒っているなとか、不安そうだなとか、舌の色や舌の苔の程度、あるいは歩き方や座ったり、立ったりする姿勢やスピードなどでも色々な情報をとる事ができます。

次ぎに聴覚です。患者さんの声や呼吸をする音、お腹の鳴る音など患者さんから発せられる音を聞いて判断します。これを聞診《ぶんしん》と言います。例えば声が元気そうだなとか、声に元気がないなとか、声ががらがらだなとか、イライラしているなとか、喘息のように呼吸音がヒューヒューいうなとか、お腹がぐるぐる鳴っているなとか、口を開くときにあごがぽきっと音が鳴るなとか色々な音からでも情報がとれます。最近では私は患者さんの足音を聞いただけでも、その患者さんに合う漢方薬が分かる場合もあります。例えば、ハイヒールの音をコツコツ響かせて診察に入ってくる人には少しイライラしてい

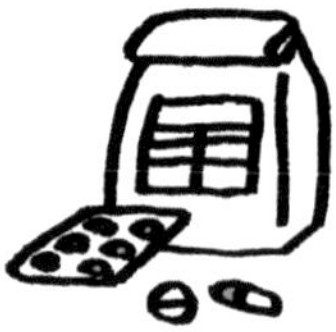

るのかな？加味逍遥散《かみしょうようさん》をためしてみようかな？などと考えているわけです。それで実際にその漢方薬の効果が現れてくると、足音が静かになってきます。きっと心穏やかになってきたのが足音にも出てくるのだと思うのです。

次に問診《もんしん》です。これは西洋医学でも問診《もんしん》と言いますが、漢方でも西洋医学と同じです。質問の内容は西洋医学とも重なる部分もあり、今までに罹《かか》った事がある病気や、現在飲んでいるお薬、あるいはお薬のアレルギー、いつからどのような症状があってどのような経過なのかと言った、いわゆる西洋医学的な事はもちろん聴くのですが、漢方ではあまり西洋医学では聴かない事も詳しく聴きます。たとえば、冷えるかどうか食後に胃がちゃぽちゃぽ鳴るかどうか、夢をみるかどうか、温かい物を飲みたいか？冷たい物を飲みたいかどうか？怒りがあるかどうか？などあまり西洋医学では重要視しない事も詳しく聴きます。これがすごく大切でこの事によってどの方剤（漢方薬）がよいかどうかを決める手助けになるのです。つまり、どの漢方薬が合うのかは患者さんが教えてくれるという事です。だからこそ患者さんの話を良く聴く必要があるわけです。参考に当院で使用している漢方の問診票をお示ししますね。

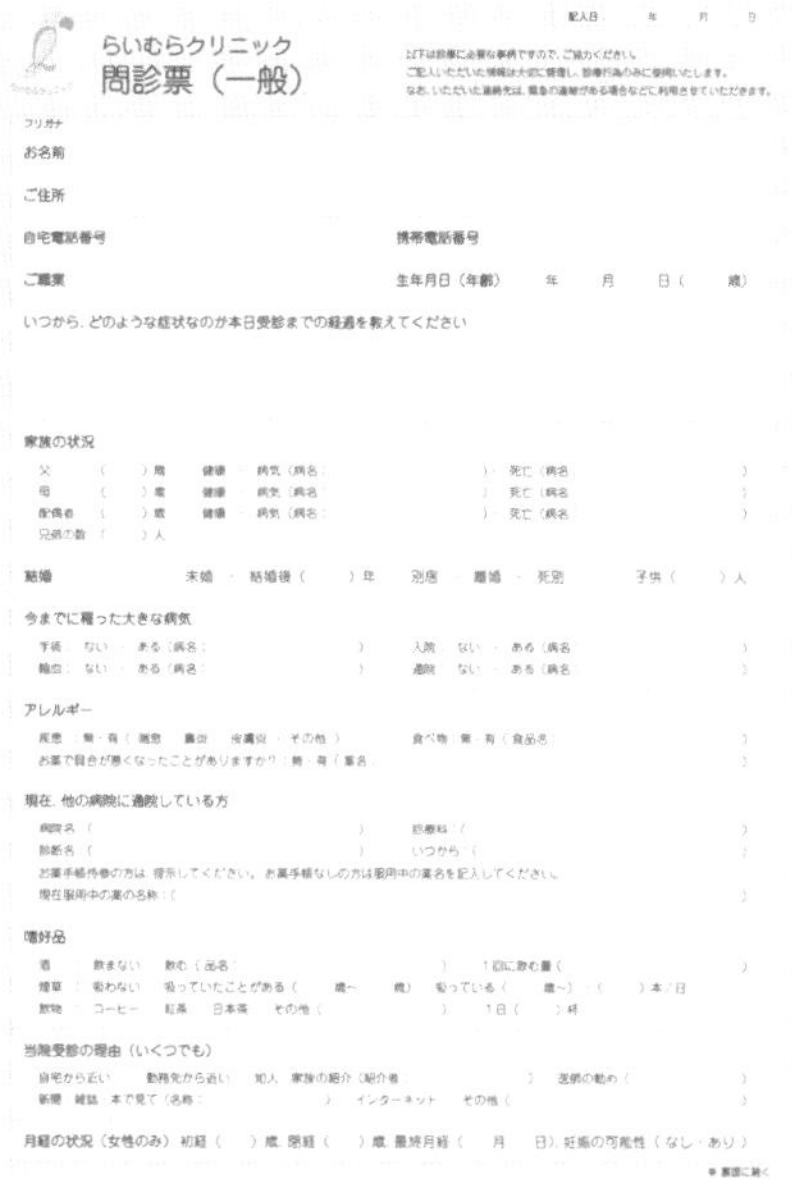

記入日　　年　　月　　日

らいむらクリニック

問診票（一般）

以下は診療に必要な事柄ですので、ご協力ください。
ご記入いただいた情報は大切に管理し、診療行為のみに使用いたします。
なお、いただいた連絡先は、緊急の連絡がある場合などに利用させていただきます。

フリガナ

お名前

ご住所

自宅電話番号　　　　携帯電話番号

ご職業　　　　生年月日（年齢）　　年　　月　　日（　　歳）

いつから、どのような症状なのか本日受診までの経過を教えてください

家族の状況

父　（　　）歳　健康・病気（病名：　　　）・死亡（病名　　　）
母　（　　）歳　健康・病気（病名　　　）・死亡（病名　　　）
配偶者（　　）歳　健康・病気（病名：　　　）・死亡（病名　　　）
兄弟の数（　　）人

結婚　未婚・結婚後（　　）年　別居・離婚・死別　子供（　　）人

今までに罹った大きな病気

手術：ない・ある（病名：　　　）　入院：ない・ある（病名　　　）
輸血：ない・ある（病名：　　　）　通院：ない・ある（病名　　　）

アレルギー

疾患：無・有（喘息　鼻炎　皮膚炎・その他）　食べ物：無・有（食品名　　　）
お薬で具合が悪くなったことがありますか？：無・有（薬名　　　）

現在、他の病院に通院している方

病院名（　　　）　診療科（　　　）
診断名（　　　）　いつから（　　　）
お薬手帳持参の方は、提示してください。お薬手帳なしの方は服用中の薬名を記入してください。
現在服用中の薬の名称：（　　　）

嗜好品

酒：飲まない　飲む（品名：　　　）　1回に飲む量（　　　）
煙草：吸わない　吸っていたことがある（　歳～　歳）吸っている（　歳～）・（　）本／日
飲物：コーヒー　紅茶　日本茶　その他（　　　）　1日（　）杯

当院受診の理由（いくつでも）

自宅から近い　勤務先から近い　知人、家族の紹介（紹介者　　　）　医師の勧め（　　　）
新聞・雑誌・本で見て（名称：　　　）　インターネット　その他（　　　）

月経の状況（女性のみ）初経（　）歳、閉経（　）歳、最終月経（　月　日）、妊娠の可能性（なし・あり）

※裏面に続く

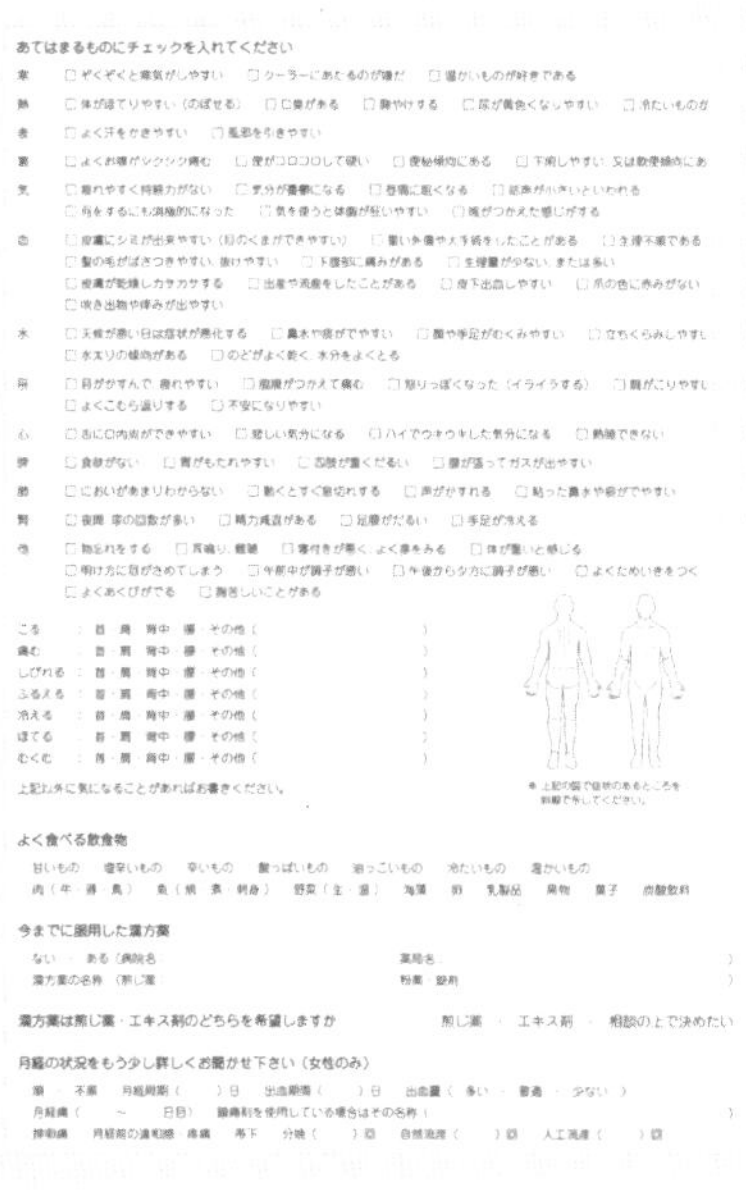

あてはまるものにチェックを入れてください

寒　□ぞくぞくと寒気がしやすい　□クーラーにあたるのが嫌だ　□温かいものが好きである
熱　□体がほてりやすい（のぼせる）　□口臭がある　□胸やけする　□尿が黄色くなりやすい　□冷たいものが
表　□よく汗をかきやすい　□風邪を引きやすい
裏　□よくお腹がシクシク痛む　□便がコロコロして硬い　□便秘傾向にある　□下痢しやすい、又は軟便傾向にあ
気　□疲れやすく持続力がない　□気分が憂鬱になる　□昼間に眠くなる　□話声が小さいといわれる
□何をするにも消極的になった　□気を使うと体調が狂いやすい　□喉がつかえた感じがする
血　□皮膚にシミが出来やすい（目のくまができやすい）　□重い外傷や大手術をしたことがある　□生理不順である
□髪の毛がぱさつきやすい、抜けやすい　□下腹部に痛みがある　□生理量が少ない、または多い
□皮膚が乾燥しカサカサする　□出産や流産をしたことがある　□皮下出血しやすい　□爪の色に赤みがない
□吹き出物や痒みが出やすい
水　□天候が悪い日は症状が悪化する　□鼻水や痰がでやすい　□顔や手足がむくみやすい　□立ちくらみしやすし
□水太りの傾向がある　□のどがよく乾く、水分をよくとる
肝　□目がかすんで、疲れやすい　□脇腹がつかえて痛む　□怒りっぽくなった（イライラする）　□肩がこりやすし
□よくこむら返りする　□不安になりやすい
心　□舌に口内炎ができやすい　□悲しい気分になる　□ハイでウキウキした気分になる　□熟睡できない
脾　□食欲がない　□胃がもたれやすい　□四肢が重くだるい　□腹が張ってガスが出やすい
肺　□においがあまりわからない　□動くとすぐ息切れする　□声がかすれる　□粘った鼻水や痰がでやすい
腎　□夜間、尿の回数が多い　□精力減退がある　□足腰がだるい　□手足が冷える
他　□物忘れをする　□耳鳴り、難聴　□寝付きが悪く、よく夢をみる　□体が重いと感じる
□明け方に目がさめてしまう　□午前中が調子が悪い　□午後から夕方に調子が悪い　□よくためいきをつく
□よくあくびがでる　□胸苦しいことがある

こる：首・肩・背中・腰・その他（　　　）
痛む：首・肩・背中・腰・その他（　　　）
しびれる：首・肩・背中・腰・その他（　　　）
ふるえる：首・肩・背中・腰・その他（　　　）
冷える：首・肩・背中・腰・その他（　　　）
ほてる：首・肩・背中・腰・その他（　　　）
むくむ：首・肩・背中・腰・その他（　　　）

※上記の図で症状のあるところを斜線で示してください。

上記以外に気になることがあればお書きください。

よく食べる飲食物

甘いもの　塩辛いもの　辛いもの　酸っぱいもの　油っこいもの　冷たいもの　温かいもの
肉（牛・豚・鳥）　魚（焼・煮・刺身）　野菜（生・温）　海藻　卵　乳製品　果物　菓子　炭酸飲料

今までに服用した漢方薬

ない・ある（病院名　　　薬局名　　　）
漢方薬の名称（煎じ薬　　　粉薬・錠剤　　　）

漢方薬は煎じ薬・エキス剤のどちらを希望しますか　煎じ薬・エキス剤・相談の上で決めたい

月経の状況をもう少し詳しくお聞かせ下さい（女性のみ）

順・不順　月経周期（　）日　出血期間（　）日　出血量（多い・普通・少ない）
月経痛（　～　日目）　鎮痛剤を使用している場合はその名称（　　　）
排卵痛　月経前の違和感・疼痛　帯下　分娩（　）回　自然流産（　）回　人工流産（　）回

※当院のホームページ（P91 の URL）からダウンロードする事ができます。

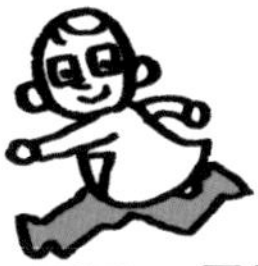

望聞問切

そして最後に患者さんに触れる西洋医学で言う触診なのですが、これを漢方では切診《せっしん》と言います。手足やお腹をさわり、その温度やお腹の力の強さ（これを腹力といって体力の目安にします）、腹部大動脈の拍動が触れるかどうか、あるいは押さえて痛みがないかどうか、腹直筋が緊張しているかどうかなどさまざまな情報を取る事ができます。この診察所見の取り方の詳細はここでは省略しますが、またそれはそれで別に詳細を述べたいと思いますね。

これら五感を使って取得した望・聞・問・切の情報を総合して患者さんの状態（診断）を判断します。この事を漢方では証《しょう》をみると言います。そしてこの証に従う、つまり患者さんの困っている症状を和らげる漢方薬を処方します。それで、患者さんの経過をみて、症状が改善すれば良いですし、改善しなければ、また診察をやり直し証を考え直して、漢方薬を処方し直すというプロセスを繰り返すという事になります。

この患者さんの証（病態）を把握する際に用いる漢方特有の物差し（考え方）があります。色々な物差しがあるのですが、代表的なものに、気血水・五臓・陰陽虚実・表裏

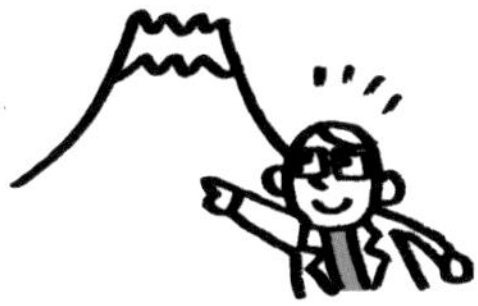

寒熱・六病位などの物差しがあります。これらひとつひとつの詳細については後の章で個別に説明しますね。とにかくこのような物差しを組み合わせて使って（逆にいうと全て使う必要はありません、色々なやり方があるのです）患者さんの状態を把握して、それにあった漢方薬を用いて症状を改善していきます。

例えば、患者さんの困っている症状を改善するという事を富士山の登頂に例えると静岡側から登る登山ルートもあるし、山梨側から登る登山ルートもあるように、患者さんの症状を良くするために、気血水という考え方で治療するやり方もあるし、五臓、あるいは六病位というやり方で治療するやり方もあるという事です。そして、どのやり方を使うかは、その患者さんに合ったやり方、あるいは先生方が得意なやり方など色々な場面があると思います。私がみている頭痛の患者さんには頭痛患者さんに共通する病態があるし、また私が得意なやり方（治し方）もあります。これを知りたい方はぜひ、私の書いた「頭痛専門医・漢方専門医の脳外科医が書いた頭痛の本」（あかし出版）をご参考ください。このように色々な漢方独特の物差しを用いて試行錯誤しながら最終的には患者さんの困っている事が少しでもよくなるという事に重きを置いたのが漢方治療の特徴です。この事については最終章でさらに詳しく述べますね。漢方における病態の認識を図にしたのが左の図になります。

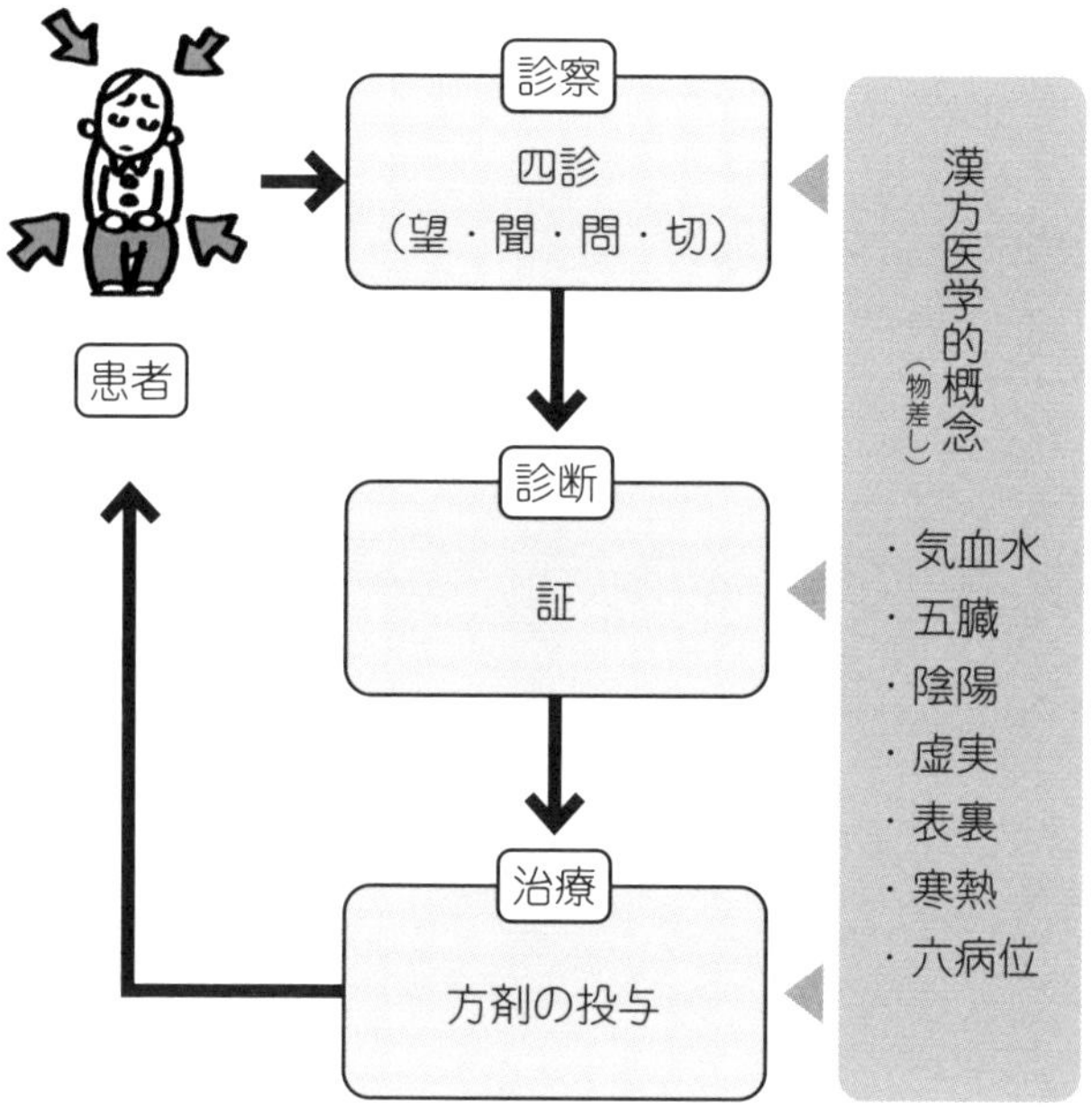

漢方医学における
診断・治療のプロセス

それでは次ぎに個別にそれぞれの物差しの概念を見ていきましょう。まずはすべての病態把握の基礎となる陰陽虚実です。

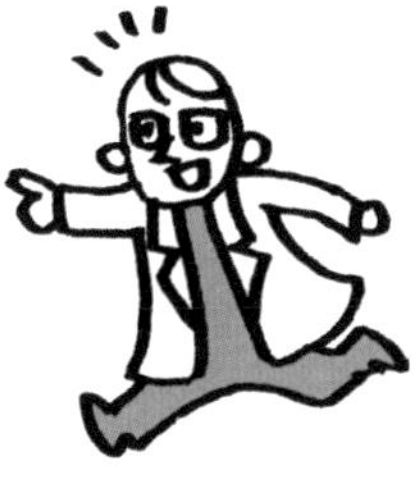

陰陽とは？

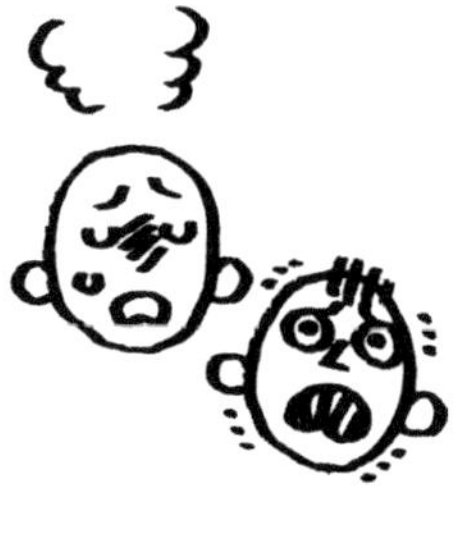

陰陽は簡単に言うと患者さんが冷えているか？熱っぽいかという事です。（本当はもう少し複雑な意味合いもあるのですが、入門編であるこの本では省略します）

陰陽の特徴は図の様になります。色々な項目がありますが、私が外来でも実際に患者さんによく使う質問が「今、温かいお茶を飲みたいですか？それとも冷たいお茶を飲みたいですか？」という質問です。例えば、大学の教室で先生が学生達に上記の同じ質問

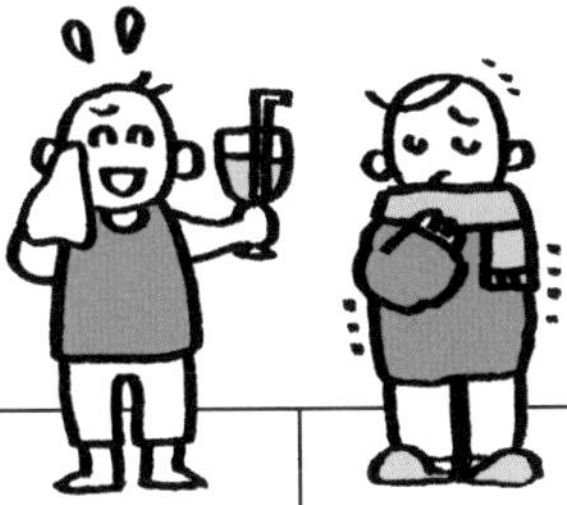

陽証	陰証
暑がりで、薄着を好む	寒がりで、厚着を好む
寒冷刺激を好む	温熱刺激を好む
冷たい飲み物を好んで多飲する	熱い飲み物を好む
顔面が紅潮	顔面が蒼白
高体温（36.7℃以上）傾向	低体温（36.2℃以下）傾向
舌色が紅、舌苔が乾燥	舌色が淡泊、舌苔が湿潤
浮脈、数脈	沈脈、遅脈
便臭が強い	便臭が弱い
肛門の灼熱感を伴う 下痢（しぶり腹）	肛門の灼熱感を伴わない 不消化の下痢
尿の色が濃い	薄い色の尿が頻回に出る

陽証と陰証の症候

をしている場面をちょっと想像してみて下さい。そうすると温かいお茶を飲みたいと言って手を上げる学生と冷たいお茶を飲みたいといって手を上げる学生に分かれますよね。学生達はみんな同じ教室のほぼ同じ環境（温度や湿度など）にいるにもかかわらず、かたや温かいお茶を飲みたいグループ、かたや冷たいお茶を飲みたいグループに分かれるわけです。これが陰陽です。

話をもどして温かいお茶を飲みたいという患者さんは一般的には陰証（冷えている）で基本的には温める漢方薬が効果が出る可能性が高くなります。一方冷たいお茶を飲みたいという患者さんは一般的には陽証（熱っぽい）で基本的には冷ます（クールダウンする）漢方薬が効果が出る可能性が高くなります。例えば、私の頭痛外来では、お風呂などで温めてよくなる頭痛の患者さんには温めて痛みをとる漢方薬、お風呂で温まると悪化する患者さんには冷まして痛みをとる漢方薬や西洋薬の解熱鎮痛薬を使うという事になるわけです。

普通の西洋医学のお医者さんしか受診した事のない患者さんにとってはいきなり外来

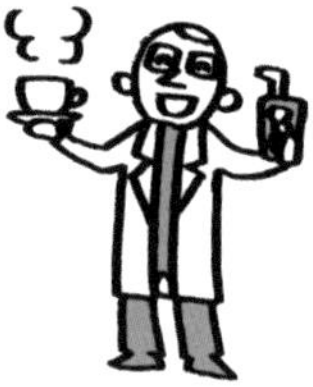

で先生から「今、温かいお茶を飲みたいですか？冷たいお茶を飲みたいですか？」なんて聴かれた事はないですよね？しかし、これは漢方医学では陰陽を決める上でとても大切な質問なのです。

虚実とは？

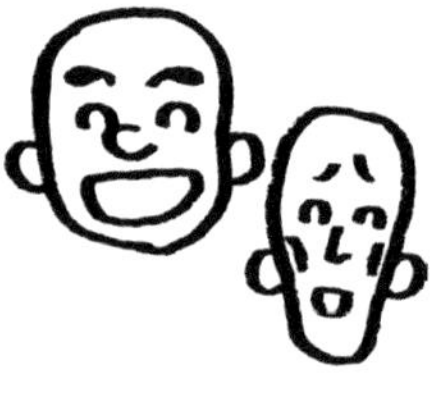

虚実は簡単に言うと患者さんの体力がある（元気）か、体力がない（虚弱）かという事です。（本当はもう少し複雑な意味合いもあるのですが、入門編であるこの本では省略します）

例えば、二人の患者さんが全く同じ症状で受診されたとします。二人で夜、食事にいって同じ生ものなどを食べたら、その後からお腹が痛くて、下痢をしていますというカッ

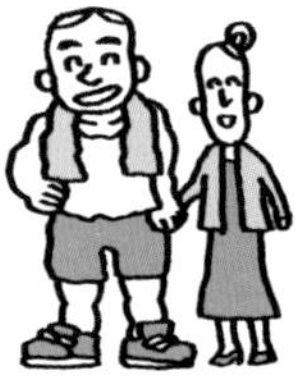

プルが受診されたとします。男性のほうは、がっちりした体格で、格闘技をしているような身体つきの普段から元気な感じの方です。女性のほうは、華奢でほっそりとしてまるで女優さんのようで、普段から少し虚弱な体質の方です。西洋医学では二人の診断は同じ急性胃腸炎という事になって一般的には水分補給や腹痛には痛みどめ、下痢には整腸剤などで、場合によっては抗生物質の投与も必要になる場合もあるかと思いますが、ふたりとも大人なので、体重差があっても同じお薬が同じ量で処方される可能性が高いと思います。

一方東洋医学ではこのような同じ症状、同じ診断名ですが、二人の元々の体力、虚実が異なるために、治療法が異なります。つまり実（元気な人）には元気な人向きの漢方薬、虚（虚弱な人）には虚弱な人向きの漢方薬があります。つまり漢方薬が異なります。その人に応じた方剤が用意されているわけです。

西洋薬でももちろん、子供と高齢者、あるいは元気な人と弱っている人で、少しお薬の量を調整したり、種類を変えたりする事もありますが、一般的にはガイドラインに従

えば、同じ病名の人は同じ治療になる場合が多くなると思います。一方漢方では病名が同じでも、その人にあった治療を選ぶという事になります。これを先述した同病異治と言います。虚実を判別する特徴は図にお示ししますね。

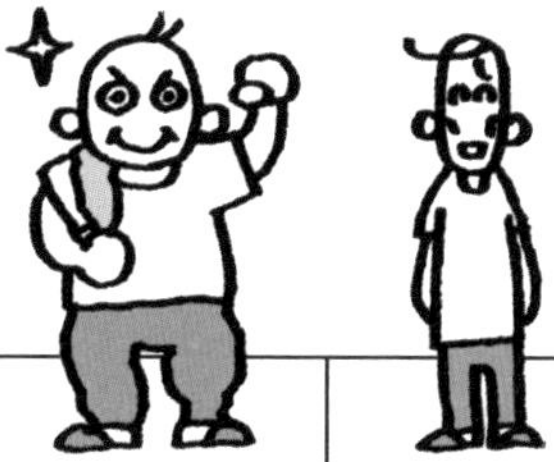

実証	虚証
主に急性的な徴候	
症状が強く、変化が激しい	症状が弱く、変化が穏やか
汗が出ない（無汗）	自然に汗が出る（自汗）
脈が実、緊に変化する	脈が虚（弱）に変化する
主に慢性的な徴候	
がっちりした体格	きゃしゃな体格
気力がある、疲れにくい	気力がない、疲れやすい
眼光、音声に力がある	眼光、音声に力がない
腹力が充実	腹力が軟弱
脈が実	脈が虚
便秘しやすい	下痢しやすい

実証と虚証の症候

（脈の虚実、緊については脈診の項で記述します）

陰陽と虚実

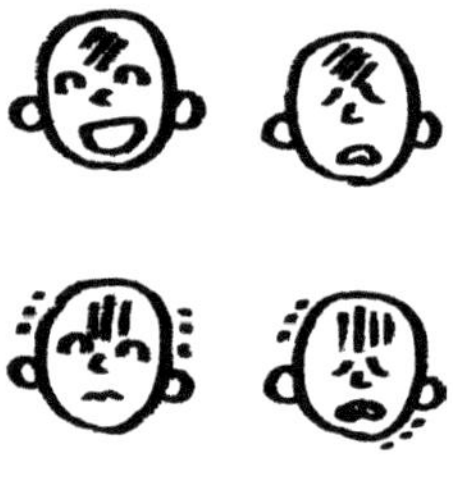

これで患者さんの陰陽・虚実が決まりました。そうすると図のように、横軸に陰陽、縦軸に虚実をとると患者さんを４つのグループに分ける事ができます。例えば、熱っぽくて元気な人（Ⓐ陽実証）、熱っぽくて元気がない人（Ⓑ陽虚証）、冷えていて元気がない人（Ⓒ陰虚症）、冷えていて元気な人（Ⓓ陰実証）の４グループです。ただ臨床では多くは陽実証（Ⓐ熱っぽくて元気な人）と陰虚症（Ⓒ冷えていて元気がない人）の人が多く、まれに陰実証、陽虚証の人がいます。あるいは陰陽錯雑《いんようさくざつ》といってうまくこ

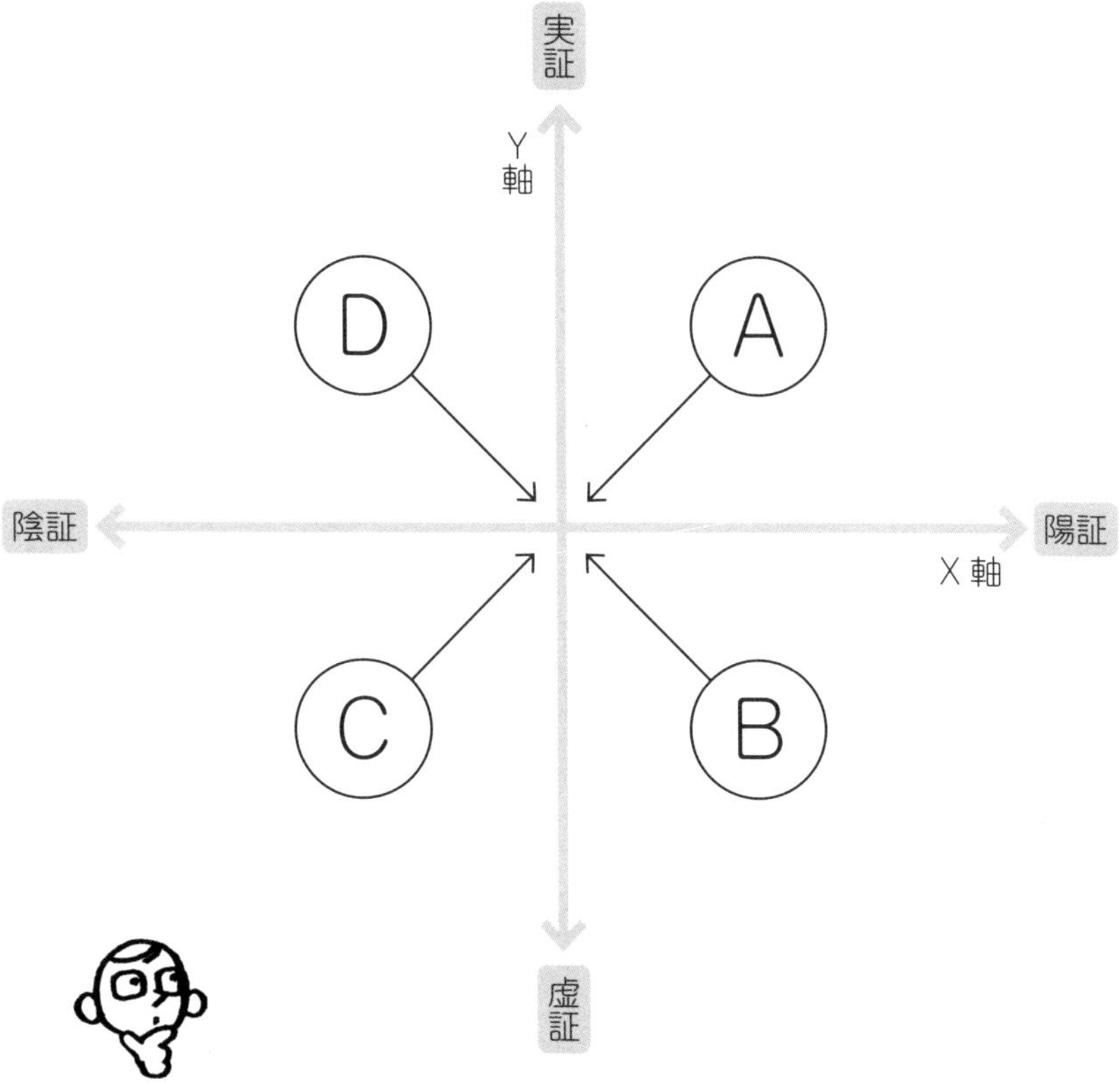

陰陽と虚実の関係

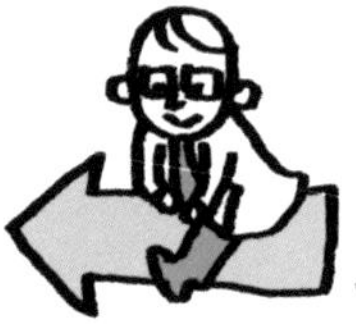

の4つに分ける事が難しい場合もあるのも事実です。

これで患者さんがどのグループにいるのかが分かりました。これが分かればその状態を真ん中（ニュートラル、中庸《ちゅうよう》）にもどす漢方薬を処方するという事になります。たとえば陽実証（熱っぽくて元気）の人には熱を冷まして、元気を少し鎮静させる方剤、陰虚証（冷えていて元気がない）の人には温めて元気をつける方剤を出すという事になります。それぞれの方剤がどの象限にあって、どのくらいの冷ます力・瀉《しゃ》す（鎮静させる）力があるのか、あるいは温める力・補《ほ》す（補う）力があるのかをイメージして使用します。

必ずしもこの図の通りではありませんが、だいたいのイメージとして図のような感じで方剤の持つベクトルの向きとその力加減をイメージして使用できるようになればとても方剤が使いやすくなると思います。

それでは、それぞれ方剤別にこのベクトルの向きと力の強さを覚えなければいけないのでしょうか？もちろんよく使う方剤は覚えるにこした事がないのですが、覚えなくて

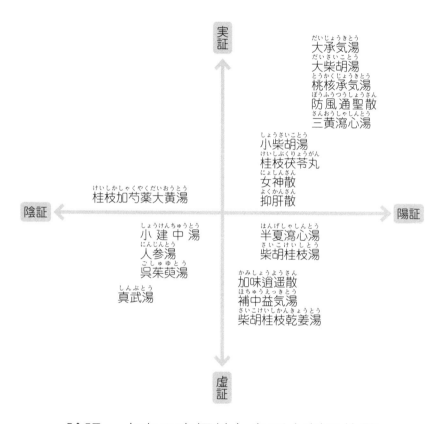

陰陽・虚実の座標軸と各種方剤の位置

各方剤は各々の作用ベクトルを有しており
すべて原点へ向けて生体の歪みを修正する方向で作用する
（寺澤捷年「症例から学ぶ和漢診療学」医学書院）

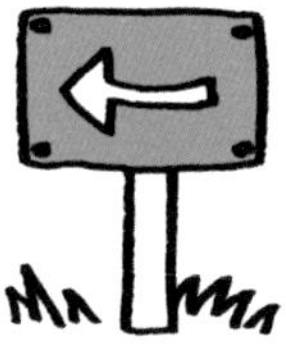

も大丈夫です。ではどうしたらその方剤のベクトルの向きが分かるのでしょうか?

それは、それぞれの方剤に含まれる生薬をみます。方剤の中に附子《ぶし》や乾姜《かんきょう》、呉茱萸《ごしゅゆ》や山椒《さんしょう》などが入っていれば温める方剤つまり冷えている陰証の人向きのお薬となります。たとえば、真武湯《しんぶとう》や人参湯《にんじんとう》、呉茱萸湯《ごしゅゆとう》、大建中湯《だいけんちゅうとう》などです。逆に黄色の黄の字がつく生薬、黄連《おうれん》、黄芩《おうごん》、黄柏《おうばく》あるいは石膏《せっこう》（大理石の床は触るとひんやりしますよね）などが入れば冷ます方剤です。黄連解毒湯《おうれんげどくとう》や三黄瀉心湯《さんおうしゃしんとう》、白虎加人参湯《びゃっこかにんじんとう》などですね。

今度は人参《にんじん》、黄耆《おうぎ》（この人参の参と黄耆の耆をとって参耆剤《じんぎざい》とも言います）、当帰《とうき》、山薬《さんやく》などが入れば補う方剤となります。例えば、人参養栄湯《にんじんようえいとう》、補中益気湯《ほちゅうえっきとう》、十全大補湯《じゅうぜんたいほとう》、六味丸《ろくみがん》や八味地黄丸《はちみじおうがん》、牛車腎気丸《ごしゃじんきがん》などの補腎剤も補う方剤です。

一方大黄《だいおう》や芒硝《ぼうしょう》などの下剤が入る方剤は瀉《しゃ》す方剤となります。つまり鎮静させる方剤です。戦国時代に合戦の前に使われた方剤として将軍湯《しょうぐんとう》というのがあります。これは大黄一味です。なぜ、これから戦いに行くのに下剤を飲むのでしょうか?戦いの途中でト

イレに行きたくなったら困りますよね?これは下剤としての役割ではなくて、興奮した気持ちを瀉す（つまりクールダウンさせる）目的で入っているのです。冷静沈着に戦えるように利用したのだと思われます。

	陰証	陽証
治療原則	温裏・散寒	清熱
代表的生薬	・附子 ・乾姜 ・呉茱萸 ・山椒 など	・黄連 ・黄芩 ・黄柏 ・石膏 など

	虚証	実証
治療原則	補	瀉
代表的生薬	・人参 ・黄耆 ・当帰 ・山薬 など	・大黄 ・芒硝 など

陰証・陽証・虚証・実証の
治療原則と生薬

五臓の概念

五臓（肝・心・脾・肺・腎）の概念について簡単に説明しますね。まずここで誤解してはいけないのは五臓の肝・心・脾・肺・腎というのは西洋医学で言う肝臓、心臓、脾臓、肺、腎臓という各臓器の概念とは違うという事です。こちらの西洋医学の臓器の定義のほうが後なのです。まず東洋医学の五臓（肝・心・脾・肺・腎）の概念があって、杉田玄白先生達が、ターヘルアナトミアを日本語に翻訳した際にそれぞれの臓器に対して、以前からあったこの五臓の概念を利用して名前を付けたのが、今の西洋医学の臓器のネーミ

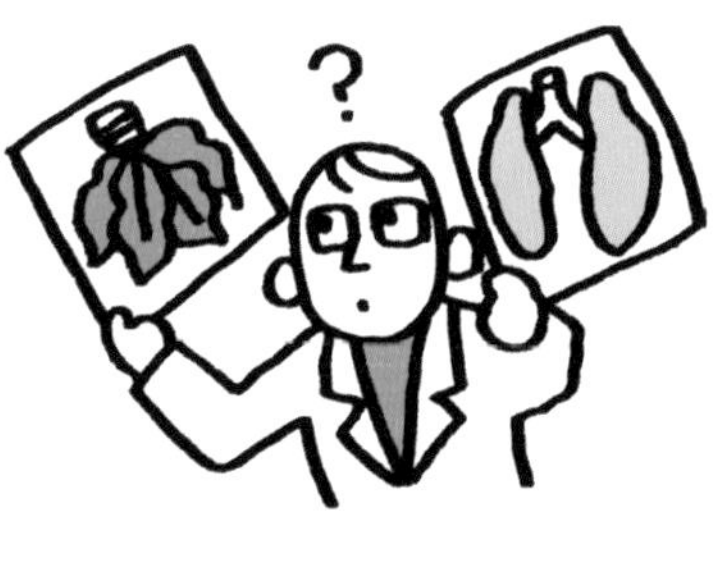

ングになっているという事です。それではそれぞれの概念（役割）をみて行きましょう。

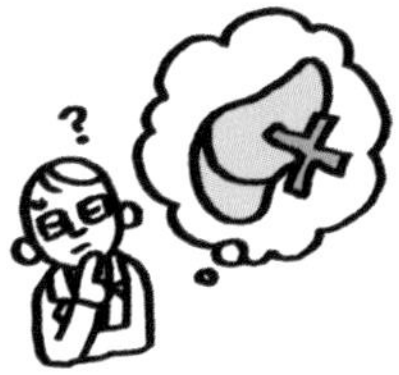

肝

【働き】精神活動を安定化させ、新陳代謝を行い、血を貯蔵し、全身に栄養を供給し、骨格筋のトーヌス（筋緊張）を維持する。

【失調】肝が失調すると精神が不安定になり、イライラしたり怒りやすくなる、栄養状態が悪くなるなどです。

心

【働き】意識水準を保ち、睡眠・覚醒のリズムを調整する、血を循環させる。

【失調】心が失調すると失神したり、不眠、不安などがおこる。

脾

【働き】食物を消化吸収し、水穀の気（食べ物から得られる栄養やエネルギー）を生成し、血の流通をなめらかにし、血管からの漏出を防ぎ、筋肉の形成、維持を行う。

【失調】脾が失調すると、食欲低下、出血傾向、筋力低下などがおこる。出血傾向を示すITP（Idiopathic thrombocytopenic purpura　特発性血小板減少性紫斑病）に加味帰脾湯《かみきひとう》が効果があるなどの使い方はここからきています。

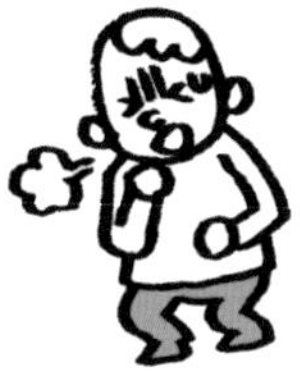

肺

【働き】呼吸機能を司り、水穀の気から一部血と水を生成し、皮膚の機能を制御し、その防御力を保持する。

【失調】肺が失調すると易感染性、鼻閉、呼吸困難、病的な発汗などが起こる。

腎

【働き】成長、発育、生殖機能を制御し、骨、歯牙の形成、維持、水分代謝の調整、呼吸機能の維持、思考力、判断力、集中力を維持する。

【失調】腎が失調すると発育不良、インポテンツ、骨代謝異常、認知症などいわゆる老化にともなう症状が現れる。

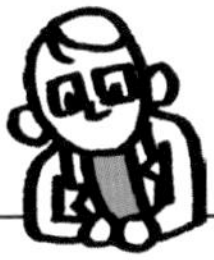

	障害時にみられる主な症候
肝	情緒系の症状：怒り、イライラ 筋肉系の症状：痙攣、チック、こむらがえり 目の症状：乾燥、しょぼつき、まぶしさ 爪の症状：もろくなる
心	循環器系の症状：不整脈、動悸、息切れ 高次中枢神経系の症状：健忘、意識障害 他の精神症状：不眠、多夢、焦燥感 自律神経系の症状：多汗
脾	消化器系の症状：食欲不振、胃もたれ、腹痛、下痢、便秘 筋肉系の症状：萎縮、脱力 気虚の症状：易疲労、倦怠感、食後の嗜眠・倦怠、内臓下垂 その他の症状：出血、出血傾向、皮膚が黄色調、貧血、黄疸
肺	呼吸器系の症状：咳、痰、息切れ、動悸、かぜをひきやすい 自律神経系の症状：汗をかきやすい
腎	水分代謝障害：浮腫 成長・発育の障害 泌尿生殖器系の症状：頻尿（特に夜間）、性欲減退 加齢現象：骨、歯、頭髪、耳の障害 呼吸器系の症状：慢性の呼吸器症状

五臓の機能とその失調時の徴候

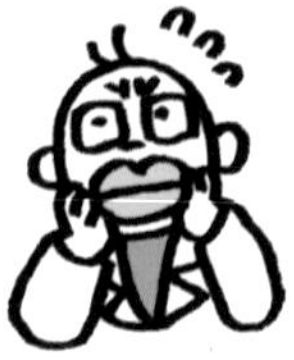

また五行では肝は怒りと目、心は喜びと舌、脾は思いと唇、肺は憂い、悲しみと鼻、腎は驚き、恐怖、耳を表すとされ、それぞれ肝の失調で易怒性、眼精疲労や心の失調では逆上、不安、舌炎、脾の失調では抑うつ、口角炎、肺の失調では憂うつ、鼻閉、腎の失調では易驚性、難聴などが出てくると考えます。

またこの五臓には図に示すように相生《そうせい》（手助けする）相克《そうこく》（抑制する）関係があります。例えば、肝（怒り）は心（精神活動）を活発にしますが、脾を抑えて食欲が落ちる、今で言うストレス性胃炎などにあてはまります。胃腸虚弱者にみられる気管支喘息や慢性閉塞性肺疾患などの患者さんに脾を補う人参を含む人参湯などを投与する事で呼吸機能が良くなったこともあります。

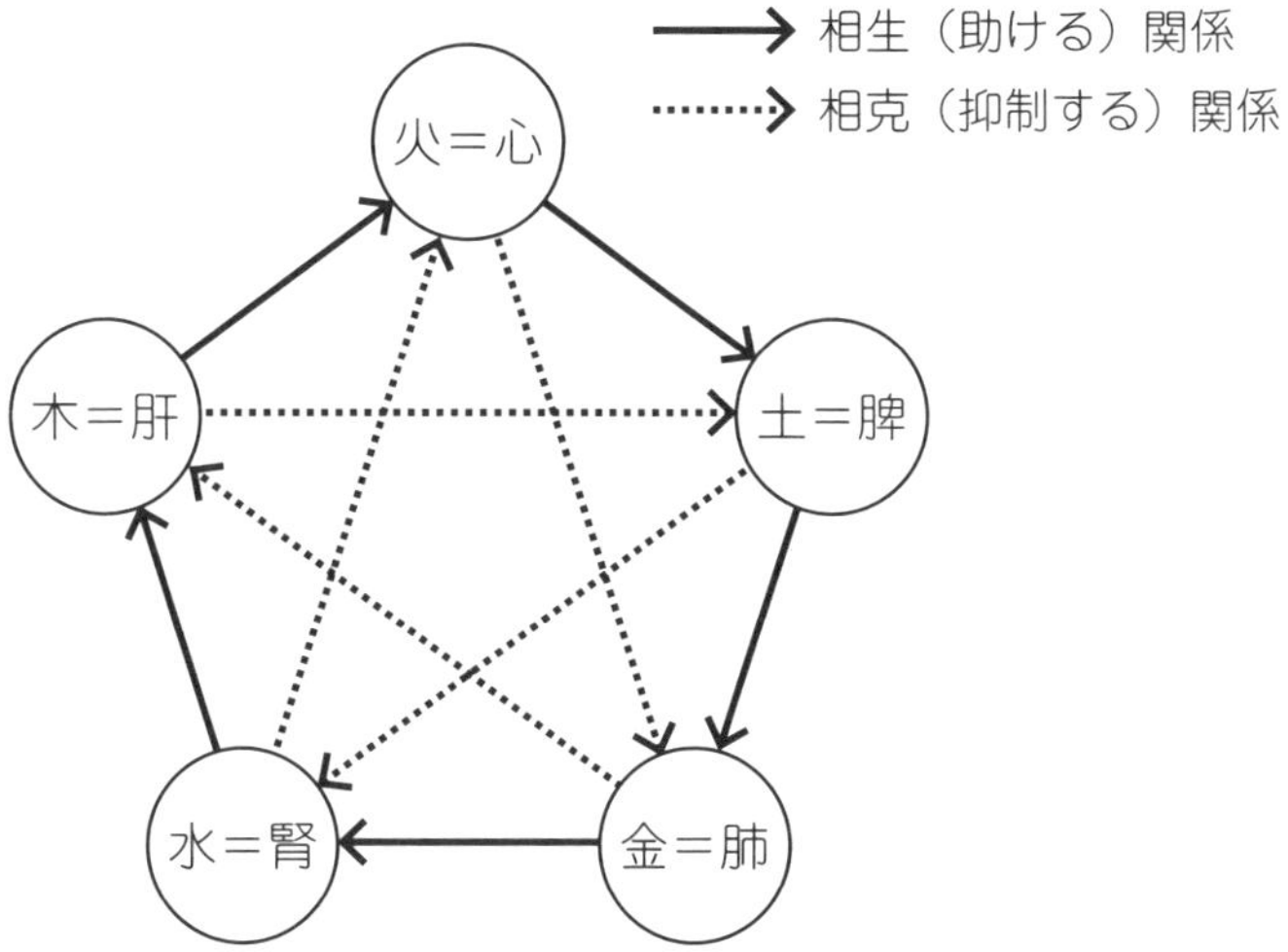

五行の相生《そうせい》・相克《そうこく》

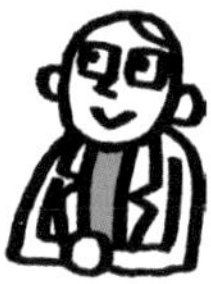

気血水の概念

次ぎに気血水の説明です。血は西洋医学でいうと血流や栄養を表す概念です。水も水分代謝を表す概念です。気は目に見えないエネルギーを表す概念です。この気の概念が西洋医学にはありません。どうしてでしょうか?これはきっと気は目に見えず、科学的に検査で測れないため、客観的に評価できないため、科学である西洋医学の土台には乗らないためだと思われます。この科学的には測れない気の概念を利用して治療できるというのが漢方の利点であると思います。

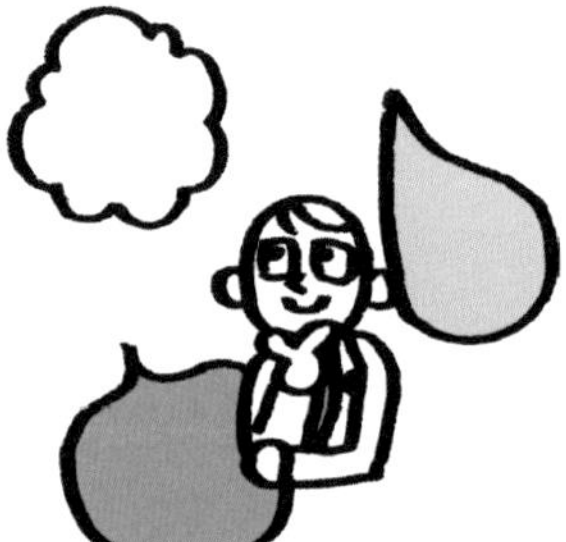

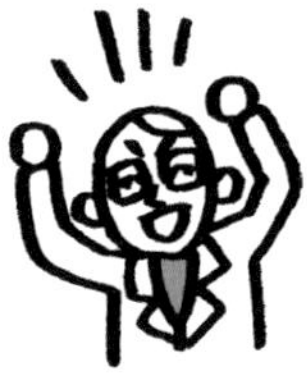

そして私達は普段の会話でも何気なく、この気の概念を使用しています。例えば、元気や気力、気がめいる、気が立っている、強気、弱気など数え上げればきりがないほどたくさんの気がつく言葉がありますね。気がのぼると気逆と言ってのぼせや動悸などの症状が出てきます。気が足りないと気虚と言って元気がなくなります。気がうまく循環しないと気鬱《きうつ》といってうつうつとした気分になります。そうなるとそれぞれにのぼった気を降ろす降気薬（苓桂朮甘湯《りょうけいじゅつかんとう》や桂枝茯苓丸《けいしぶくりょうがん》などの桂皮を含む方剤）、足りない気を補う補気薬（六君子湯《りっくんしとう》や補中益気湯《ほちゅうえっきとう》などの人参や黄耆の入った参耆剤）、滞った気の巡りをよくする理気薬（半夏厚朴湯《はんげこうぼくとう》や香蘇散《こうそさん》などの厚朴《こうぼく》や紫蘇《しそ》など良い香りのするアロマテラピー効果のある生薬が入った方剤）を投与します。

血の巡りが悪くなると瘀血《おけつ》といって肩こりや頭痛、月経不順、月経痛、しみや目の下のくまなどの症状がでます。血が足りなくなると血虚と言って肌荒れや髪の毛がぬける、爪の変型や爪がもろくなるなどの症状がでます。血の巡りが悪い場合には血の巡りを良くする駆瘀血薬《くおけつやく》（桂枝茯苓丸《けいしぶくりょうがん》や桃核承気湯《とうかくじょうきとう》、大黄牡丹皮湯《だいおうぼたんぴとう》、加味逍遥散《かみしょうようさん》などの方剤）を投与します。血が足りないときは血を補う補血薬（四物湯《しもつとう》や四物湯《しもつとう》を含む十全大補湯《じゅうぜんたいほとう》）

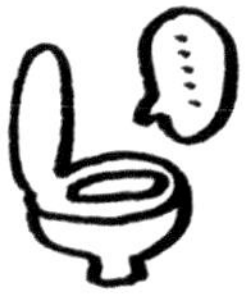

などの方剤を投与します。

水が滞れば、水毒や水滞といって浮腫や頻尿、めまいなどが起こりますし、逆に水分が足りないと脱水や口渇などがおこる場合もあります。つまり水分の適切な配置のバランスが崩れた状態になるわけです。この時に水分の適切な配置のバランスを保つのが利水薬（五苓散《ごれいさん》や防已黄耆湯《ぼういおうぎとう》など）です。これは利尿薬ではありません。水分があまっている場合には汲み出し、足りない場合には保持するという浮腫でも脱水でもどちらでも大丈夫なうまくバランスをとる作用を持つとても便利な方剤です。私の患者さんで、頭痛やめまい、不眠など色々な訴えのある患者さんが五苓散《ごれいさん》を飲んだら、夜よく眠れるようになったという方がいました。五苓散《ごれいさん》は睡眠作用がないのに不思議に思っていると、夜にトイレに5回も、6回も行っていたのが、1回になり、トイレに起きなくてよいようになったため、夜ぐっすりと眠れるようになったと言ってとても喜ばれました。一見すると五苓散《ごれいさん》はトイレが増えるような気がしますが、増える人もあれば、保持してトイレが減る人もあるのですね。うまく調節するのが五苓散《ごれいさん》のような利水剤というわけです。

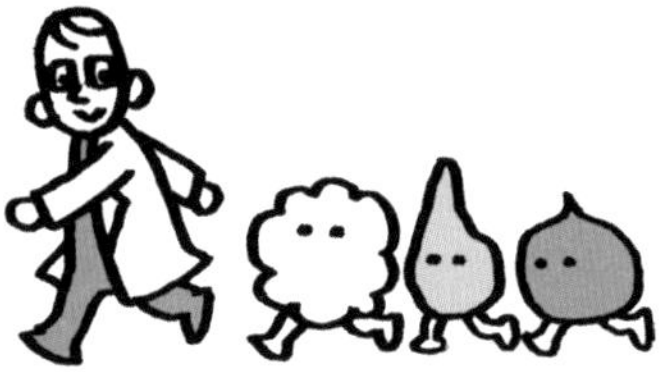

気血水…生体を維持する三要素

漢方医学では、生体は気血水の３要素が体内を循環する事によって維持されると考えます。

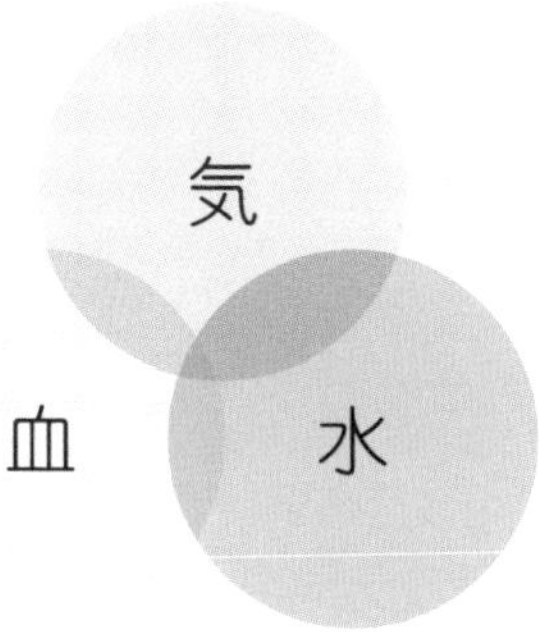

気…目に見えない生命エネルギー
　　生体における精神活動を含めた
　　機能活動を統一的に制御する要素

血…気の働きを担って
　　生体を循行する赤色の液体

水…気の働きを担って
　　生体を滋潤し栄養する無色の液体

気血水のバランスが崩れると…

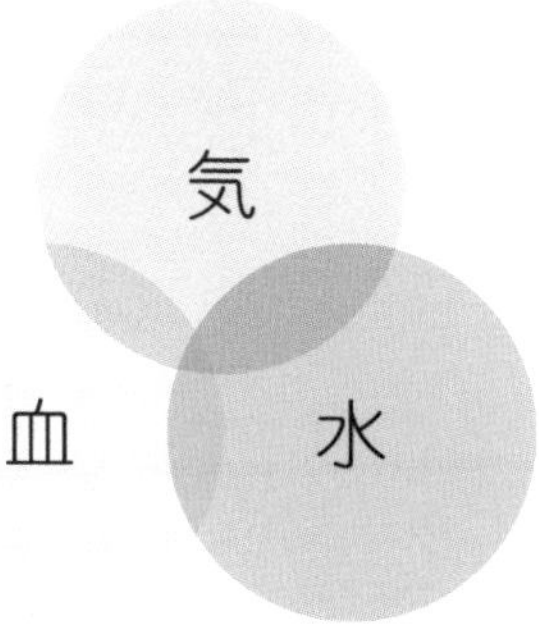

気…気逆（冷えのぼせ、動悸）
　　気虚（元気がない）
　　気鬱（抑うつ気分）

血…瘀血（月経異常、しみ、目の下の隈）
　　血虚（肌荒れ）

水…水毒・水滞
　　（浮腫、尿量異常、めまい、口渇）

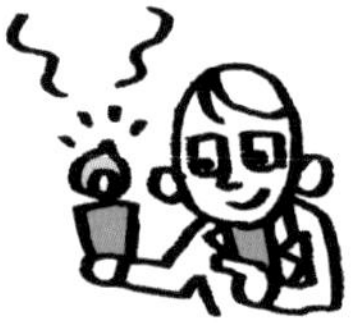

気を巡らす理気薬

代表的な生薬をあげてみますね。大まかに言うと良い香りのする柑橘系の実である枳実《きじつ》やミカンの皮である陳皮《ちんぴ》、キク科の植物の木香《もっこう》の根などです。木香はインドなどではろうそくを作る際にも使用され、良い香りのアロマキャンドルにも使われ、これらの生薬の効能は和製アロマテラピー効果とも言えます。

それらを含む代表的な方剤が香蘇散《こうそさん》、平胃散《へいいさん》、二陳湯《にちんとう》、六君子湯《りっくんしとう》、抑肝散加陳皮半夏《よくかんさんかちんぴはんげ》、半夏白朮天麻湯《はんげびゃくじゅつてんまとう》、釣藤散《ちょうとうさん》、清肺湯《せいはいとう》、竹茹温胆湯《ちくじょうんたんとう》、滋陰至宝湯《じいんしほうとう》、滋陰降火湯《じいんこうかとう》、補中益気湯《ほちゅうえっきとう》、清暑益気湯《せいしょえっきとう》などです。大まかに分けると消化器疾患や呼吸器疾患に使用する方剤に含まれます。つまり理気薬とは、消化管の運動機能を亢進させる作用があるわけです。その事によって食欲が出たり、逆流性食道炎が抑えられたりして、この事が咳の抑制にもつながりますし、ストレスなどで悪化する喘息なども改善する機能があるのだと思います。夏ばての食欲不振も理気薬を含む清暑益気湯《せいしょえっきとう》で良くなるのだと思いますね。

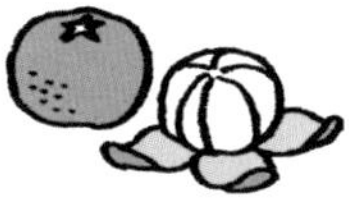

理気薬の代表生薬

生薬	基原	気味・薬性		薬効
陳皮《ちんぴ》	ミカンの果皮	辛・苦	温	理気、健胃、利水、鎮咳、去痰
大腹皮《だいふくひ》	ビンロウヤシの成熟果皮	辛	微温	理気、健胃、利水
枳実《きじつ》	ダイダイの未熟果	辛	微寒	理気、健胃、通便、排膿
木香《もっこう》	モッコウの根	辛・苦	温	理気、健胃、鎮痛
藿香《かっこう》	カワミドリの全草	辛	微温	理気、整腸
縮砂《しゅくしゃ》	シュクシャの果実	辛	温	理気、健胃、整腸
香附子《こうぶし》	ハマスゲの球茎	辛・微苦 微甘	平	理気、鎮痛、 調経（月経を整える作用）

●上記生薬を含む代表的方剤●

香蘇散《こうそさん》、平胃散《へいいさん》、二陳湯《にちんとう》、六君子湯《りっくんしとう》、抑肝散加陳皮半夏《よくかんさんかちんぴはんげ》、半夏白朮天麻湯《はんげびゃくじゅつてんまとう》、釣藤散《ちょうとうさん》、清肺湯《せいはいとう》、竹茹温胆湯《ちくじょうんたんとう》、滋陰至宝湯《じいんしほうとう》、滋陰降火湯《じいんこうかとう》、補中益気湯《ほちゅうえっきとう》、清暑益気湯《せいしょえっきとう》など

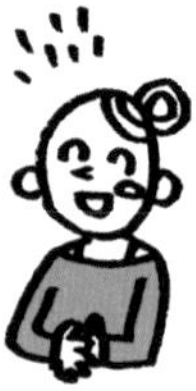

元気を補う補気薬

代表的な生薬は人参と黄耆です。先程述べたように、この人参の参と黄耆の耆をとって参耆剤という場合もあります。

これらを含む代表的な方剤が帰脾湯《きひとう》、四君子湯《しくんしとう》、六君子湯《りっくんしとう》、補中益気湯《ほちゅうえっきとう》、大防風湯《だいぼうふうとう》、当帰湯《とうきとう》、清暑益気湯《せいしょえっきとう》、加味帰脾湯《かみきひとう》、清心蓮子飲《せいしんれんしいん》などです。一見補気薬とは関係がなさそうな神経痛などに使う当帰湯《とうきとう》や頻尿などに使う清心蓮子飲《せいしんれんしいん》なども実は元気をつける参耆剤なのですね。たとえば帯状疱疹による神経痛なども免疫力が低下するとなりやすいですし、抵抗力がおちると膀胱炎や頻尿になりやすいのを予防してくれるのかもしれませんね。こう考えると漢方薬の生薬の組合せはとてもよくできているでしょう？いかに昔の先生方が偉かったが分かると思います。

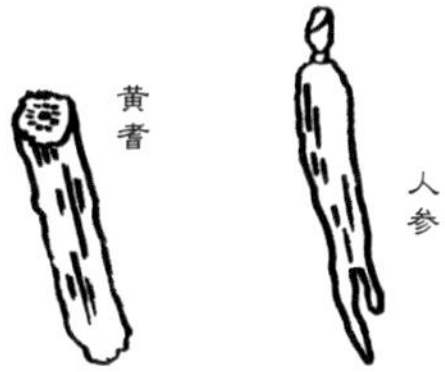

補気薬の代表生薬

生薬	基原	気味・薬性		薬効
人参《にんじん》	オタネ ニンジンの根	辛・微苦	微温	補気、健胃、整腸、鎮吐、止瀉、止渇、安神（精神不安を安定させる作用）
黄耆《おうぎ》	キバナオウギの根	甘	温	補気、利水、止汗、排膿、血圧降下

●上記生薬を含む代表的方剤●

帰脾湯《きひとう》、四君子湯《しくんしとう》、六君子湯《りっくんしとう》、補中益気湯《ほちゅうえっきとう》、大防風湯《だいぼうふうとう》、当帰湯《とうきとう》、清暑益気湯《せいしょえっきとう》、加味帰脾湯《かみきひとう》、清心蓮子飲《せいしんれんしいん》など

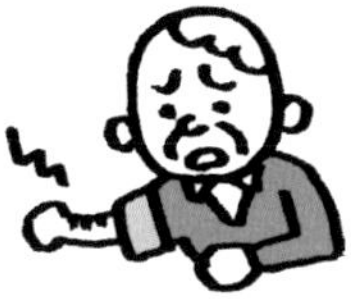

栄養を補う補血薬

代表的な生薬は当帰《とうき》、阿膠《あきょう》、芍薬《しゃくやく》、地黄《じおう》です。

これらを含む代表的な方剤が四物湯《しもつとう》、当帰芍薬散《とうきしゃくやくさん》、加味逍遥散《かみしょうようさん》、当帰飲子《とうきいんし》、大防風湯《だいぼうふうとう》、人参養栄湯《にんじんようえいとう》、当帰建中湯《とうきけんちゅうとう》、十全大補湯《じゅうぜんたいほとう》、疎経活血湯《そけいかっけつとう》、滋陰至宝湯《じいんしほうとう》、滋陰降火湯《じいんこうかとう》などです。冷え症を改善したり、肌の乾燥や栄養状態を改善したりする方剤に使われます。よく高齢者の方でぶつけてもいないのに、手足に出血斑が出たり、すこし触れただけで出血したり、皮膚がめくれて痛々しくなっている方を診た事があると思います。このような場合にも四物湯《しもつとう》やそれらを含む上記補血薬を投与して栄養を改善し血管、皮膚を元気にする事で、出血斑がへり、皮膚も丈夫になり喜ばれる事がよくありますよ。

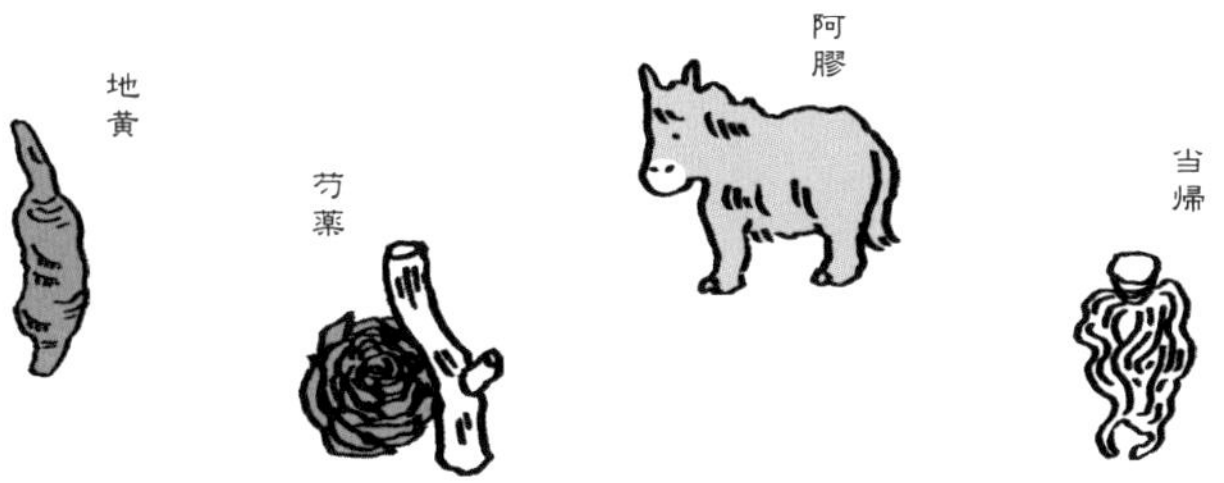

補血薬の代表生薬

生薬	基原	気味・薬性		薬効
当帰《とうき》	トウキの根	甘・微苦	微温	補血、鎮痛、鎮静、調経、潤腸
阿膠《あきょう》	ロバのにかわの塊	甘	平	補血、補陰（体を潤す作用）、止血
芍薬《しゃくやく》	シャクヤクの根	苦・酸	微寒	補血、鎮痛、鎮痙、鎮静
熟地黄《じゅくじおう》	アカヤジオウの根	甘・微苦	微寒	補血、補陰

●上記生薬を含む代表的方剤●

四物湯《しもつとう》、当帰芍薬散《とうきしゃくやくさん》、加味逍遥散《かみしょうようさん》、当帰飲子《とうきいんし》、大防風湯《だいぼうふうとう》、人参養栄湯《にんじんようえいとう》、当帰建中湯《とうきけんちゅうとう》、十全大補湯《じゅうぜんたいほとう》、疎経活血湯《そけいかっけつとう》、滋陰至宝湯《じいんしほうとう》、滋陰降火湯《じいんこうかとう》など

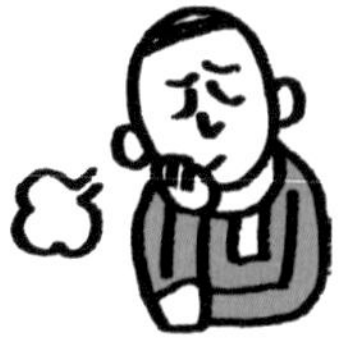

血流を改善する（実はそれだけじゃない）駆瘀血薬

代表的な生薬は大黄《だいおう》、芒硝《ぼうしょう》、桃仁《とうにん》、牡丹皮《ぼたんぴ》です。

これらを含む代表的な方剤が桂枝茯苓丸《けいしぶくりょうがん》、桃核承気湯《とうかくじょうきとう》、通導散《つうどうさん》、加味逍遥散《かみしょうようさん》などです。お通じをよくする効能をもつ生薬が多いですね。虚血性大腸炎や憩室からの出血などが便秘の人に多い事からも通じを良くすると腸管の鬱血がとれ血流も良くなるのかもしれませんね。そしてお通じが良くなり、血流がよくなればイライラなどもとれ精神的にも落ち着くのは面白い効果ですね。なんとなく、トイレに行ってすっきりすると「はあ～」ってなるでしょう？きっとそのような効果なのだと思います。

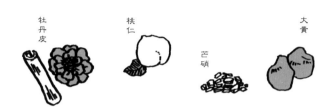

駆瘀血薬の代表生薬

生薬	基原	気味・薬性		薬効
大黄《だいおう》	ダイオウの根茎	苦	寒	活血（血流を良くする）、瀉下、清熱
芒硝《ぼうしょう》	含水硫酸ナトリウム	鹹・苦	微寒	瀉下、清熱
桃仁《とうにん》	モモの種子	苦・甘	平	活血、排膿、潤腸、消炎
牡丹皮《ぼたんぴ》	ボタンの根皮	辛・苦	微寒	活血、清熱、調経、排膿

●上記生薬を含む代表的方剤●

桂枝茯苓丸《けいしぶくりょうがん》、桃核承気湯《とうかくじょうきとう》、通導散《つうどうさん》、加味逍遥散《かみしょうようさん》など

利水薬の代表生薬

生薬	基原	気味・薬性		薬効
白朮《びゃくじゅつ》	オオバナオケラの根茎	甘・苦	温	利水、健胃、滋養、整腸、止汗
茯苓《ぶくりょう》	マツホドの菌核	甘	平	利水、健胃、安神
薏苡仁《よくいにん》	ハトムギの種子	甘	微寒	利水、排膿、整腸、消炎、鎮痛
蒼朮《そうじゅつ》	ホソバオケラの根茎	辛・苦	温	利水、健胃、止痛、整腸
沢瀉《たくしゃ》	サジオモダカの塊茎	甘・辛	涼	利水、清熱、止渇
半夏《はんげ》	カラスビシャクの塊茎	苦・微苦	微寒	健胃、去痰、理気、鎮静、鎮吐、鎮咳
麻黄《まおう》	マオウの地上部	辛・微苦	温	利水、発汗、鎮咳、去痰、解熱、抗炎症

●上記生薬を含む代表的方剤●

五苓散《ごれいさん》、猪苓湯《ちょれいとう》、薏苡仁湯《よくいにんとう》、牛車腎気丸《ごしゃじんきがん》、当帰芍薬散《とうきしゃくやくさん》、防已黄耆湯《ぼういおうぎとう》、苓桂朮甘湯《りょうけいじゅつかんとう》など

白朮

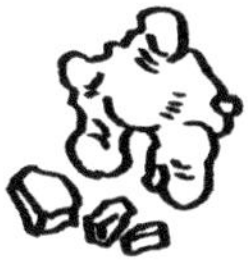

ヨクイニン

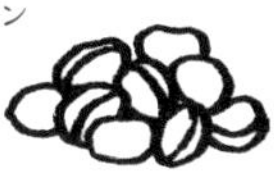

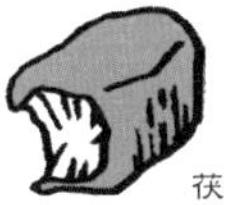

茯苓

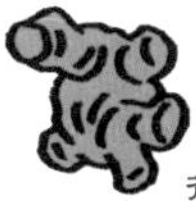

蒼朮

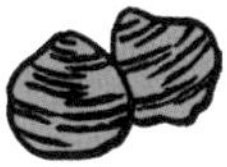

沢瀉

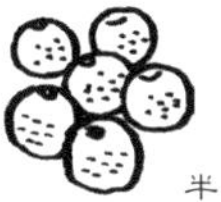

半夏

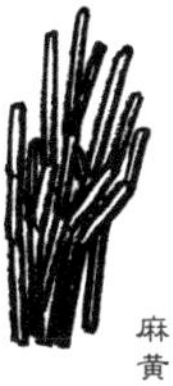

麻黄

六病位（三陰三陽）の概念

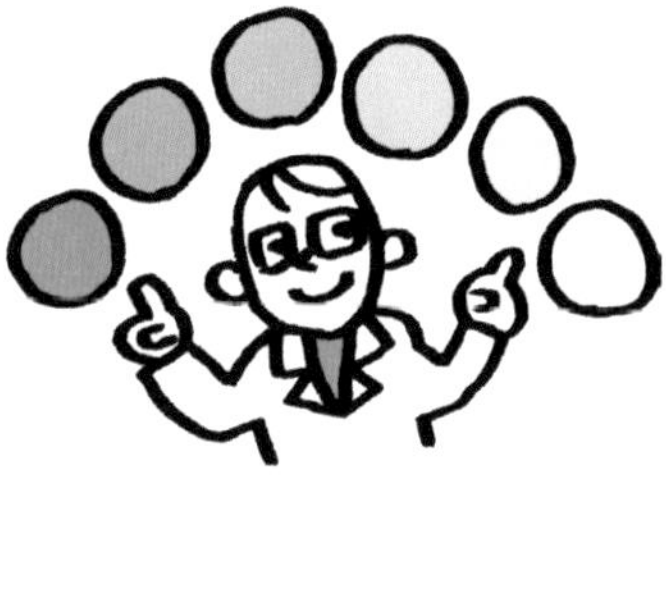

これは大まかにいうと病気の時間経過の事です。西洋医学でも急性期、亜急性期、慢性期というように漢方にも時間経過の流れの概念があります。これが六病位です。二千年前の中国で致死性の高いスペイン風邪のような感染症が大流行しました。この時に中国の役人（後に医者になります）であった張仲景先生がこの感染症に罹《かか》った患者さんを罹《かか》りはじめから、亡くなるまで、あるいは元気に回復するまでを注意深く観察し、その経過をみて六つの病位に分けました。

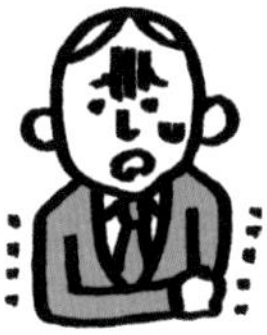

まず病気の罹りはじめは寒気がして、熱が出て、頭が痛くなり、背筋・首筋がこわばり、関節が痛くなり、脈が浮いています（手関節の皮膚の表面ですぐに脈がふれやすい）。この時期を太陽病と決めました。それから少しすると今度は悪心、嘔吐、食欲不振、胸脇苦満（胸とお腹の境目をおすと痛い）、熱があがったりさがったりして、脈が弦をはったようにピーンと緊張してくる時期を少陽病と決めました。さらに進むとお腹が張って、便秘をして、口が渇き、身体の深部の熱感が出て、高熱が持続し、脈が実になってくる時期を陽明病と決めました。

それからしばらくすると心窩部が痞《つか》えて、腹痛や食欲不振、下痢、お腹の冷えが出て、脈が弱くなる時期を太陰病、さらに進むと全身倦怠感、手足が冷たく、背部に悪寒がして、胸の内が苦しく、下痢をして脈は沈んで（脈がなかなか触れない）細く、弱くなりただただ寝ていたい時期を小陰病、そして最終的には口内が乾いて、胸の内が苦しく、下痢、全身は冷え、時に顔は熱感があり、お腹はすいているが食べたくなくて、食事をとれば吐いてしまう、また下剤をかければ、下痢がとまらず、いよいよ命が危ない状態を厥陰《けっちん》病と決めました。

	病位	主要徴候	部位と性質
陽証	太陽病	「太陽の病たる、脈浮、頭項強痛して、悪寒す」 悪寒・発熱、頭痛、項背部のこわばり、疼痛 関節痛、脈浮	表の熱証
	少陽病	「少陽の病たる、口苦く、咽乾き、目眩く也」 悪心、嘔吐、食欲不振、胸脇苦満・胸内苦悶 弛張熱、脈弦	半表半裏の熱証
	陽明病	「陽明の病たる、胃家実是れ也」 腹満、便秘、口渇、身体深部の熱感、稽留熱 脈実	裏の熱証
陰証	太陰病	「太陰の病たる、腹満して吐し、食下らず、自利益々甚だしく、時に腹自ら痛む、若し之を下せば、必ず胸下結鞕す」 腹満、心下痞鞕、腹痛、食欲不振、下痢 腹の冷え、脈弱	半表半裏 裏の寒証
	少陰病	「少陰の病たる、脈微細、但寝んと欲する也」 全身倦怠、手足冷、背部悪寒、胸内苦悶、下痢 脈沈細弱	裏の寒証 表・半表半裏の寒証
	厥陰病	「厥陰の病たる、気上って心を撞き、心中疼熱、飢えて食を欲せず、食すれば即ち吐し、之を下せば利止まず」 口内乾燥、胸内苦悶、下痢、全身の冷え 時に顔面の熱感	裏の極度の寒証

六病位（三陰三陽）の概念

（寺澤捷年「症例から学ぶ和漢診療学」医学書院）

そしてこれを決める事によって、それぞれの時期に効果がでやすい方剤を分類する事ができるようになったため、方剤の選別が便利になったのだと思われます。

上記では太陽病、少陽病、陽明病、太陰病、小陰病、厥陰病の順に進むような形で説明しましたが、実際の臨床ではこれらの病期を行ったり来たりしたり、急に悪化したり、良くなったりします。例えば、高齢者では軽い風邪（太陽病）だと思っていたら、実は肺炎で急に悪化（小陰病）したりする事もありますし、若い人でもせっかく風邪が回復傾向（陽明病）だったのに、仕事で無理をしてぶり返して（太陽病に逆戻り）しまう場合などもあります。

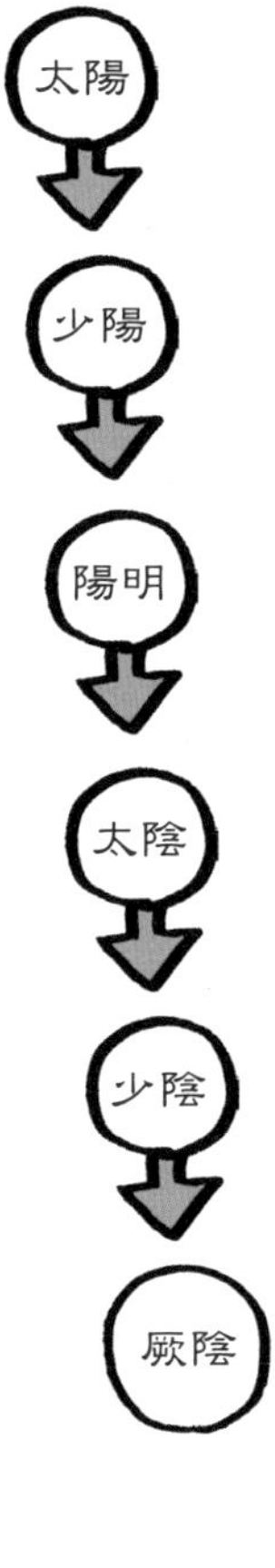

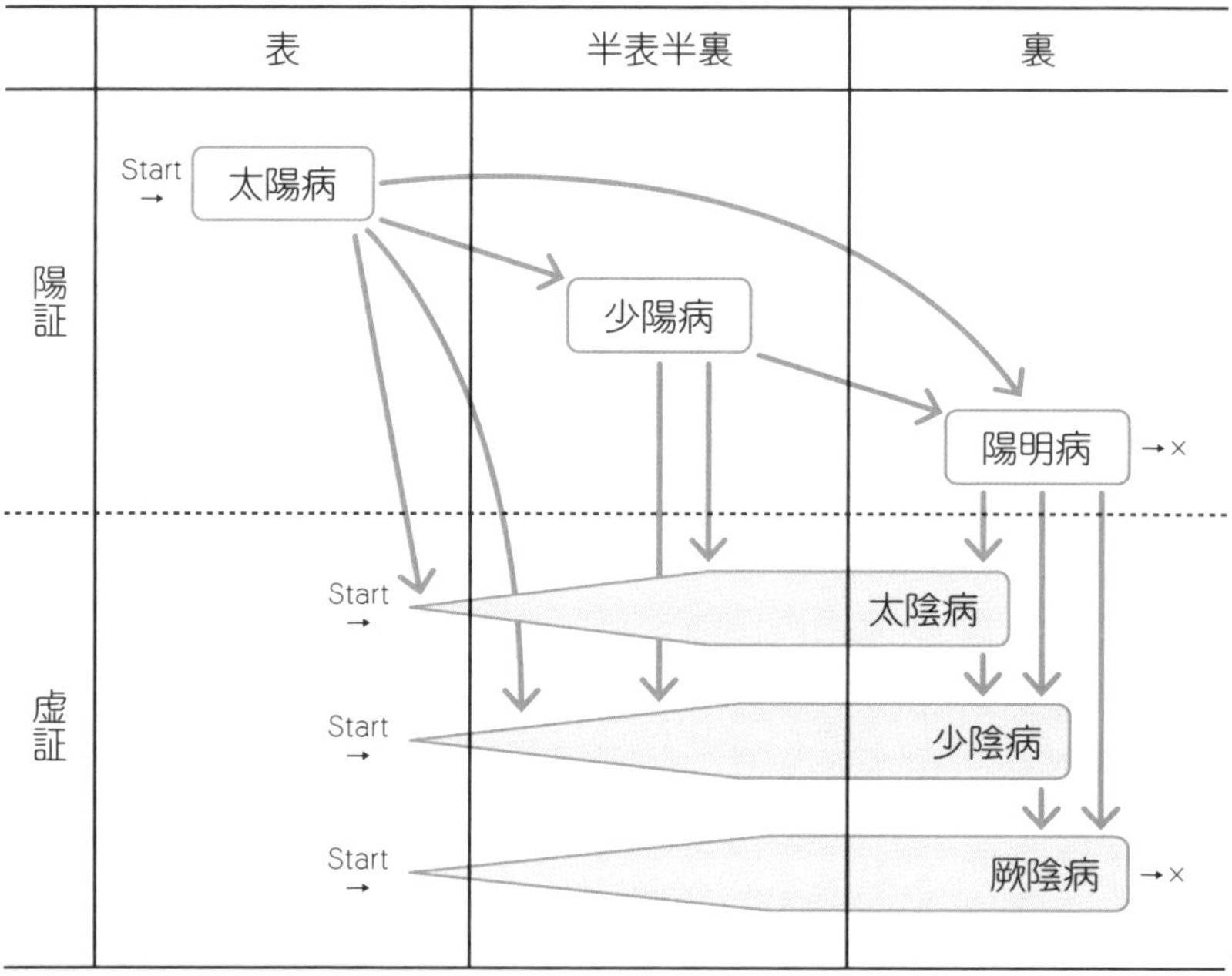

六病位相互の転変

（寺澤捷年「症例から学ぶ和漢診療学」医学書院）

必ずしも
太陽病から始まるわけでは
ないという事だね！

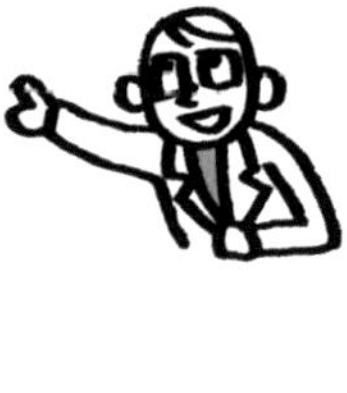

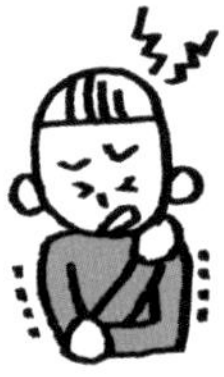

症例

では実際の症例でこの六病位の使い方を見てみましょう。患者さんは実際に私の大学の講義に出席していた薬学部の学生さんです。

「先生、今朝から少し寒気がしていたのですが、今は肩から首のうしろがはってくる感じで頭も痛いです。」という訴えです。診察をしてみると体温は三八・五度で脈は浮いていて、速く、元気な脈です。汗はかいていません。この学生さんの陰陽は熱があるので陽証です。虚実はもともと元気な学生さんで脈からも実証です。ここで病位は何でしょうか?太陽病です。傷寒論に出てくる太陽病の条項を見てみましょう。「太陽の病たる、脈浮、頭項強痛して、悪寒す」です。この学生さんも脈が浮いていて、後頚部が張っていて、寒気を感じています。まさに太陽病の条項にぴったりです。

ここで太陽病の実証に使う方剤をみてみましょう。大青竜湯《だいせいりゅうとう》、麻黄湯《まおうとう》、葛根湯《かっこんとう》が選択肢としてあがってきますが、大青竜湯《だいせいりゅうとう》でみられるような煩躁（煩はわずらわしい、躁は

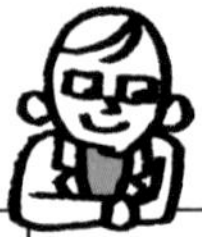

太陽病	「太陽の病たる、脈浮、頭項強痛して、悪寒す」 （傷寒論）

	方剤	脈	汗	特徴的症状
実証	大青竜湯《だいせいりゅうとう》 麻杏甘石湯《まきょうかんせきとう》＋桂枝湯《けいしとう》 越婢加朮湯《えっぴかじゅつとう》＋麻黄湯	実	−	煩躁、煩渇
	麻黄湯《まおうとう》			身体痛
	葛根湯《かっこんとう》			項背痛、下痢
虚実間証	桂枝二越婢一湯《けいしにえっぴいっとう》 桂枝湯《けいしとう》＋越婢加朮湯《えっぴかじゅつとう》	虚実間	±	熱多く寒少なし　口渇＋
	桂麻各半湯《けいまかくはんとう》 桂枝湯《けいしとう》＋麻黄湯《まおうとう》			あから顔　口渇±
	小青竜湯《しょうせいりゅうとう》			くしゃみ、鼻水、胃内停水
虚証	桂枝湯《けいしとう》	虚	＋	上衝、乾嘔、鼻鳴

太陽病の治療

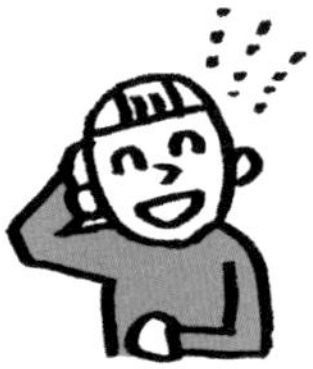

さわぐという意味で、症状が辛くて手足をばたばたさせて暴れるようないてもたってもいられないような状態を言います）はありません。また麻黄湯《まおうとう》を使うようなインフルエンザでみられる関節痛もありませんが、肩こりなどにも用いる葛根湯《かっこんとう》でみられる項背痛があるので葛根湯《かっこんとう》を選択し処方しました。

翌日この学生さんは講義に出席してきたので、様子を聞いてみると「葛根湯《かっこんとう》を飲んで寝たら、身体が温まり、汗をかいたら、熱がさがりすっきりしました」との事でした。ここで大切なのは葛根湯《かっこんとう》は陽実証に使用する方剤なのですが、温めて発汗させる事によって、解熱させるというところがただ熱をさげる解熱剤との違いなのです。

異病同治《いびょうどうち》と同病異治《どうびょういち》

先程風邪の学生さんの治療でご紹介した葛根湯《かっこんとう》ですが、おそらく漢方では一番有名な方剤かもしれませんね。ここでひとつ葛根湯《かっこんとう》医者という落語を紹介しますね。漢方を使う先生のところに3人の村人がやってくるお話です。

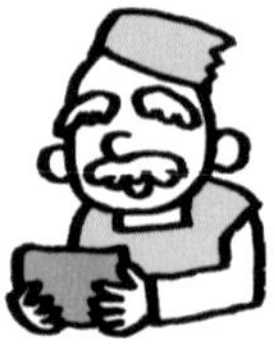

村人1：「先生、今朝ほどから頭が痛いのですが…」
先生　：「それは頭痛だな、葛根湯《かっこんとう》をあげましょう」
村人2：「先生、夕べからお腹がくだって痛いのですが…」
先生　：「それは腹痛だな、それでは葛根湯《かっこんとう》をお上がり」「こちらの方は?」
付き添：「いえ、私は付き添いで来ただけです」
先生　：「付き添い、それは退屈でしょう。葛根湯《かっこんとう》をお上がり」

というものです。これは何でもかんでも葛根湯《かっこんとう》を処方する藪医者を揶揄《やゆ》する落語なのですね。「町医者は痔にも風邪にも葛根湯《かっこんとう》」という川柳もあるくらいなのですが、この先生は本当に藪医者なのでしょうか?この先生は漢方的には実は名医なのです。頭痛にも葛根湯《かっこんとう》は効きますし、ある種の下痢には葛根湯《かっこんとう》が効果があります。また葛根湯《かっこんとう》は麻黄（エフェドリン）を含むため、気分もシャッキとして退屈にも効果があるのかもしれませんね。

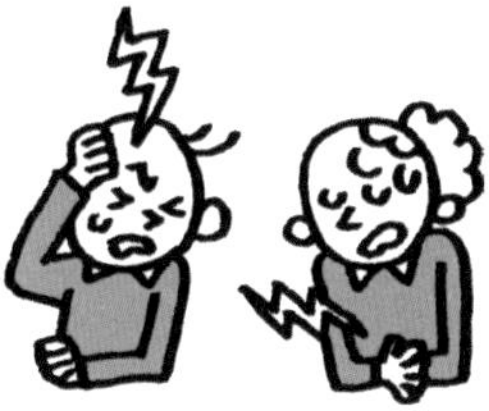

　このように、頭痛や、腹痛、退屈など違う病気でも同じ葛根湯《かっこんとう》で治る事を漢方では異病同治と言います。この逆を同病異治と言います。これは例えば私の頭痛外来にくる患者さんの頭痛が全員葛根湯《かっこんとう》で治れば、とても簡単で私の頭痛外来は楽ですよね?しかし、実際には葛根湯《かっこんとう》で治る頭痛もあるし、五苓散《ごれいさん》じゃないとだめな頭痛、呉茱萸湯《ごしゅゆとう》が効く頭痛など同じ頭痛という症状でもその人その人によって効く方剤が違ってきます。これが同病異治で、漢方薬の奥深いところでもあり、難しいところでもあるのです。

コラム❸　漢方薬の経済性

漢方薬の有効性と経済性のお話をしたいと思いますね。

風邪を西洋薬で治療するのと漢方薬で治療するのとでは、どちらが早く安く治ると思いますか？日本東洋医学雑誌50巻第4号に発表された「かぜ症候群における薬剤費の薬剤疫学および経済学的検討」という論文なのですが、要約すると風邪症候群に対して1日当たりの薬剤費を算定すると西洋薬治療群では二〇三・八円、漢方薬治療群では一一九・六円と約40％ほど安価になったというものです。また平均の処方日数（これは治療日数と関連があると思われますが）は西洋薬群は六・七日、漢方薬群は四・〇日と短くなっているのです。つまり一般的な風邪では漢方薬で治療したほうが安く早く治る可能性が高いのです。

　私のクリニックを漢方に特徴があるクリニックだと知らずに風邪で受診された50代の男性のお話をします。この方は、クリニックの診療終わりぎりぎりに発熱と寒気、関節痛、頭痛で受診された方です。高い熱と関節痛があった事からインフルエンザを疑い検査をしましたが、陰性でした。そこでインフルエンザ症状で使用する方剤である麻黄湯《まおうとう》を処方しました。患者さんは処方箋をもって近くの薬局を受診しましたが、漢方薬だけの処方に驚き、漢方なんかすぐに効くのか？と疑問に思い、今日はもう夜も遅いので、仕方がないので、私の処方した漢方薬を飲んで、明日、普通の内科の先生に抗生剤や解熱剤を処方してもらおうと思ったのだそうです。

　ただ私の処方した漢方薬を1服飲んで寝たところ、寒気は治まり、汗が出て、翌朝には熱もさがり、あまりの漢方薬の効果の早さに驚き、普通の内科の先生は受診されずに、再度私のクリニックを受診し、正直に上記に書いた驚きをお話してくれたのです。現在ではむやみな抗生剤の使用や解熱剤の使用は慎む傾向になってきています。この分野でも漢方薬が活躍できる可能性が高いのかもしれませんね。

漢方では風邪を治せば一人前といわれるくらいに風邪の治療には多くの方剤の選択肢があり、奥深いものなのです。最後にこの風邪で受診された50代の患者さんはそれ以来、なにかあるとまずは私のクリニックを受診し、「この症状は漢方薬で何とかなりますか?」と言って相談にこられます。もちろん何とかなるときもありますし、これは西洋薬が良いでしょう、あるいは専門の科に紹介させていただく事もありますが、多くのちょっとした症状は漢方薬で何とかなる事も多いものです。

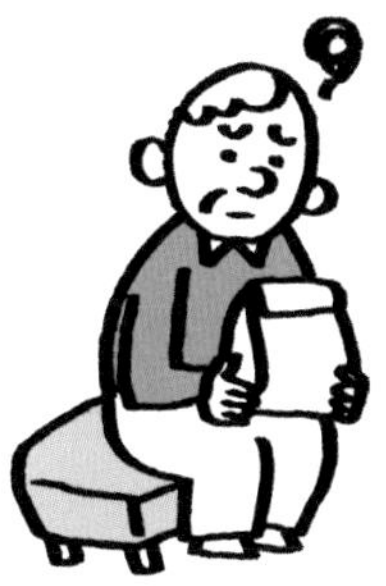

漢方診療（問診）の実際の流れ

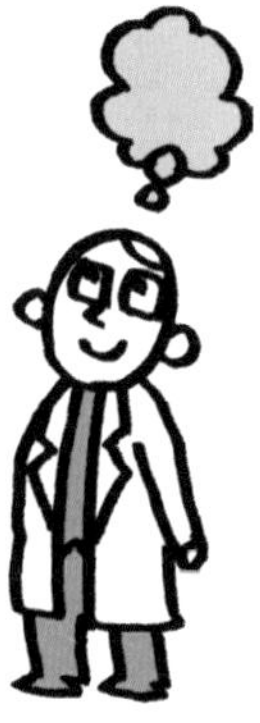

先程も述べたように望聞問切を行うのですが、ここでは問診を取り上げてみますね。まずは西洋医学と同じように、主訴、患者さんの訴えの中で、最も苦痛となっている症状を聞き出します。

この際にカルテにはなるべく患者さんの生の表現をそのまま書いておく事が重要です。たとえば、頭が孫悟空のわっかでしめられるように痛いという訴えがあれば、頭痛

問診 → 治療開始後も特に現病歴を中心に聴取

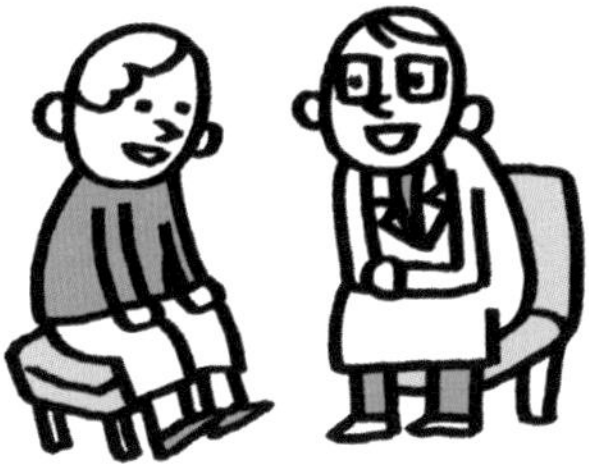

病歴

主訴
- 患者の訴えの中で最も苦痛となっている症候
- なるべく具体的な表現で聞き出し、カルテには生の声を記載

現病歴
- 主訴が生じた原因に相当しそうな事柄の探り出し
- 治療後の症状の経過を記載
- 生活習慣、薬歴、現在他の医師から治療を受けていないか等についても尋ねる

既往歴
- これまでに罹患した病気を記載（主訴と因果関係のない疾患も含む）

家族歴
- 家族構成、家族の既往歴などを記載（遺伝的素因が関与する疾患を中心に聴取）

自覚症状
- 問診の中でも重要な位置づけを占める
- 聴取項目は発熱・悪寒、汗の状態、口の渇き具合、食欲、排泄物の状態など → 漢方医学的な病態との関連で質問する

や、頭部絞扼感などとはかかず、そのまま患者さんの言葉で頭が孫悟空のわっかでしめられるように痛いと書いておきます。そして次回受診された場合にも「頭痛はどうですか？」と聞くのではなくて、「頭が孫悟空のわっかでしめられるように痛い感じはどうですか？」と患者さんの表現で尋ねる事が大切です。

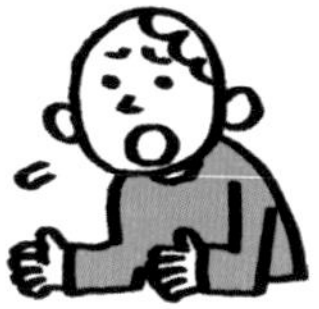

それから現病歴、主訴の始まりからの経過やこれまでの治療経過、飲んだお薬、その効果なども聞きます。また既往歴や家族歴、手術歴や他の病気で内服中のお薬や今までに経験したお薬の副作用やアレルギーがないかどうか、血の繋がっている人で同じような疾患や大きな病気などがないかどうかなども聞きます。

ここで主訴以外にも他の困っている症状、食欲、お通じ、睡眠、女性では月経などが順調かどうかなども聞く事が大切です。それからその主訴が悪化する要因、改善する要因で思い当たる事があるかどうかを聞く事も大切です。これがあれば処方の際の参考になります。たとえばお風呂であたたまると改善する場合にはあたためる方剤を考えますし、また逆に悪化する場合には冷ます方剤を考えるという事になります。以下に参考に私のクリニックで実際に使用している問診票を載せておきますね（P37）。

これはcheck項目になっていて、このcheckがついたところをみると表裏・寒熱、気血水、五臓などのどの部分に異常があるかが、ぱっとみて分かるようになっています。初診の時はもちろんですが、治療途中にも再度checkしてもらう事で、良くなった部分、逆に悪くなった部分を簡単に評価する事ができるすぐれものです。この問診票は私のらいむらクリニックのホームページからダウンロード（URL：https://www.raimura-clinic.com/）できますので、ご自由に先生方の良いように改良してお使いいただければ幸いです。ではここで実際の患者さんで漢方処方を考えてみましょう。

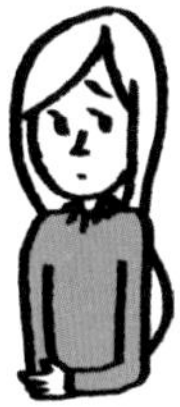

症例

患者さんは35歳の竹久夢二の美人画に出てくるような色白のきれいな方ですが、頭痛のせいで憂うつな表情で受診されました。既往歴に子宮内膜症によるひどい月経痛と過多月経による貧血があります。主訴は頭痛ですが、月経前後にひどい頭痛で寝込む事が一番困っています。現病歴は20代後半から生理痛、肩こり、頭痛があって夏でも足が冷

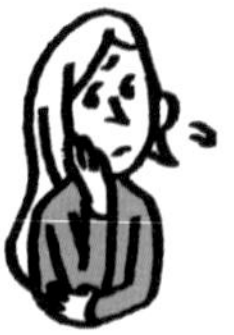

えてむくむと言います。普段の頭痛はしめつけるような頭重感があり、動いているとまぎれますが、月経前後はひどい頭痛で動けなくなり、寝込んでしまいます。診察所見は色白（貧血様）で、臍傍の圧痛、足の冷えやむくみも認めます。

この方の陰陽・虚実は冷え症で、虚弱な事から陰虚証です。気血水はむくみは水毒、貧血は血虚、足のむくみは水毒、また臍傍の圧痛や生理痛は瘀血が原因と判断します。西洋医学的には緊張型頭痛＋月経関連片頭痛という事になり、生理痛、肩こり、頭痛、冷え、むくみという症状に対して一つずつ、処方で対処していくという事になります。まとめると表のようになりますが、漢方薬では温めて、元気をつけ、血流をよくして肩こり、頭痛を改善し、補血して貧血を改善し、水分代謝をよくして、むくみをとり、芍薬で生理痛も改善する当帰芍薬散《とうきしゃくやくさん》ひとつで上記の困った症状がすべて改善する事になります。

この方は当帰芍薬散《とうきしゃくやくさん》を定期的に内服する事で、むくみや冷え、生理痛、頭痛はとても軽くなりましたが、月経前後の片頭痛だけは辛かったので、その発作時にはトリプタン

２０代後半より生理痛、肩こり、頭痛があり、
夏でも足が冷えてむくむ。
普段の頭痛は重く締め付けるような感じで動いていると気が紛れる。
生理時はひどい頭痛で寝込む事がある。

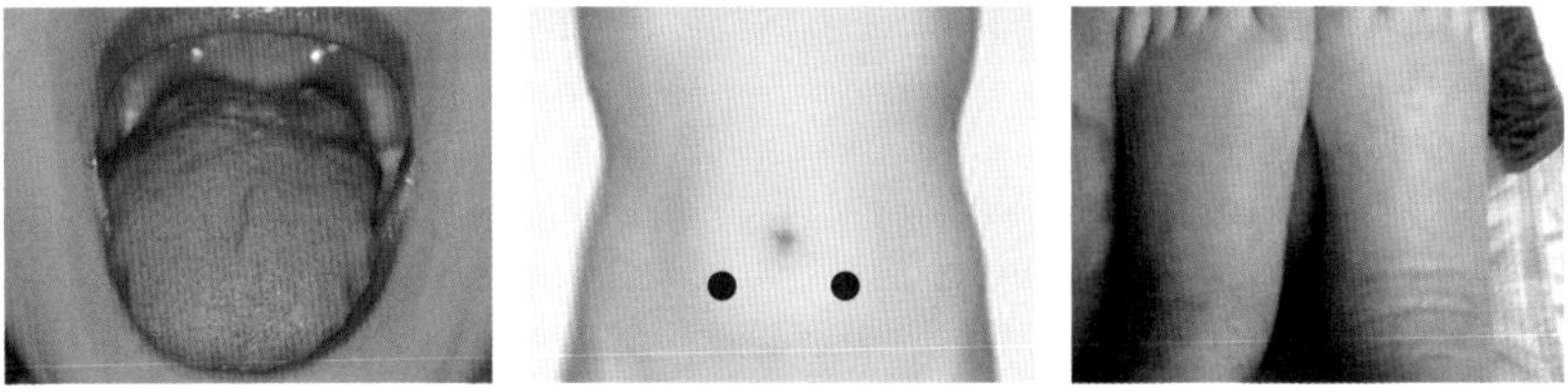

●は押すと痛む瘀血の圧痛点を示す

西洋医学	東洋医学	
○生理痛・頭痛にロキソニン（解熱鎮痛薬）	○陰陽は？	陰証
○むくみにラシックス（利尿薬）	○虚実は？	虚証
○肩こりにシップやテルネリン（筋弛緩薬）	○気血水は？	水毒
○冷え性には？		瘀血
○緊張型頭痛＋月経関連片頭痛		血虚

当帰芍薬散《とうきしゃくやくさん》ですべてが解決、片頭痛発作時にマクサルト

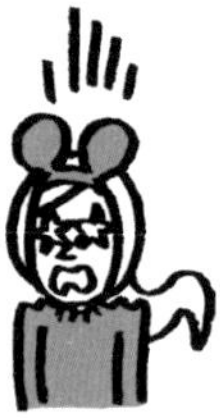

製剤という片頭痛の特効薬を頓服で使用する事で、寝込む事がなくなり、QOL（Quality Of Life）は大幅に改善しました。

当帰芍薬散《とうきしゃくやくさん》には昔の偉い先生方の言い伝え（口訣）があって、当帰芍薬散《とうきしゃくやくさん》美人といわれています。竹久夢二が画くような色白で水ぽちゃで物憂げな美人に当帰芍薬散《とうきしゃくやくさん》が効くというものです。この私の患者さんもまさに当帰芍薬散《とうきしゃくやくさん》美人のような患者さんでした。

後日談ですが、この片頭痛の患者さんが家族でディズニーランドに遊びに行って、エレクトリカルパレードを見たときに片頭痛の発作が起こってしまいました。（片頭痛患者さんには音過敏、光過敏があり、大きな音や光の刺激で片頭痛が誘発される事が知られています）しかし、すぐに私が処方していたトリプタン製剤を飲んで、頭痛が治まり家族でディズニーランドを楽しめたようです。このように、漢方薬と西洋薬のいいとこ取りができる治療が日本の医療のすばらしいところです。

コラム❹ インフォームドコンセントと口訣について

先程の当帰芍薬散《とうきしゃくやくさん》美人の症例などもそうなのですが、漢方薬を処方する時に、その漢方薬のもつ歴史的背景を知っていて、その医史学を少し患者さんに説明しておくだけで、患者さんの医師への信頼度が高まり、また治療に積極的に参加してくれるようになり、医師患者関係が良くなり、治療成績がアップするという事がしばしばあります。

私達が美味しいケーキを頂いた時、ただ美味しいケーキなのでどうぞともらうより、このケーキが美味しくて、今人気で、すぐに売り切れるため、開店前から1時間くらい並ばないと買えないのよといって頂いた方が、なんとなく、すごいケーキを頂いた、それは美味しそうだと思うでしょう。それと同じような感じがあるのかもしれませんね。

だから患者さんを安心させたり、医師患者関係を良くして、治療成績をあげるという意味でも医史学や口訣を勉強する事はとても大切だと思うのです。

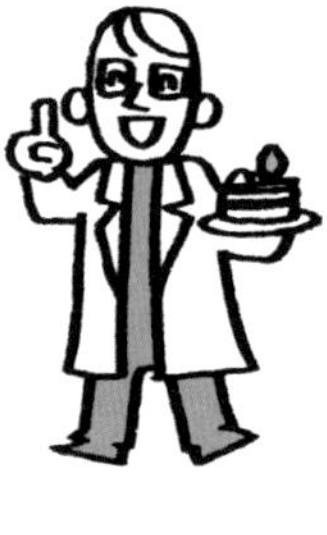

概論の最後に

西洋医学と漢方（東洋医学）の違いについて分かりやすく図にしてみたのがこれです。

西洋医学は科学ですので、まずは診断がつかないとガイドライン、あるいはＥＢＭに沿って治療する事ができません。あるいは診断はついたけれども残念ながら今の医学でも有効な治療法がない場合もあります。あるいは診断もつき、有効な治療法もあるんだけれども、副作用がひどくて、その治療を最後まで行う事ができないという場合もあり

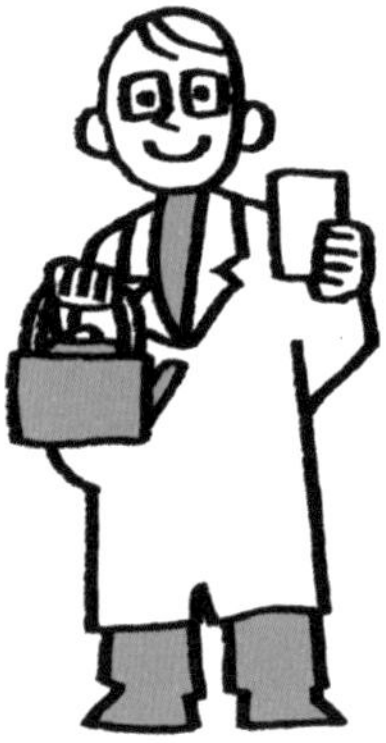

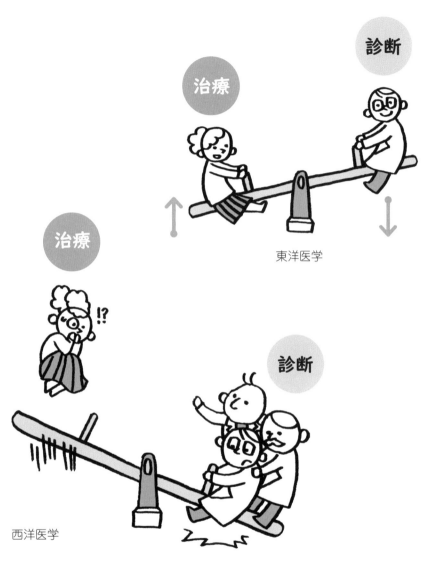

MUS : medically unexplained symptom

ます。例えば、癌に対する抗癌剤治療で、その癌にはその抗癌剤が有効である事が分かっていても、吐き気などの副作用がひどくて、その抗癌剤治療を最後までやり遂げられない場合などもあるかもしれませんね。

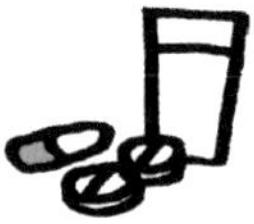

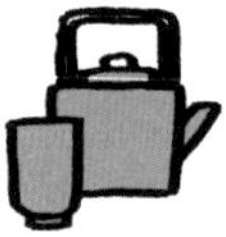

一方、漢方治療はどうでしょう？漢方はその昔、血液検査や画像診断機器がない時代に、五感を駆使して、患者さんが困っている訴えをとにかく何とか楽にしてあげたい。つまり治療を重視した医療体系になっています。

この西洋医学と東洋医学どちらにも欠点、利点があると思いますが、一番よいのは、この両者の良いとこ取りの治療だと思います。つまり西洋医学のガイドラインに沿った標準治療で治ればそれに越した事がないのですが、それでうまくいかなかったとしても、漢方治療でうまくいく可能性もあります。あるいは西洋医学的に異常がない、あるいは有効な治療法がない場合でも漢方治療で患者さんの困っている主訴を少しでも楽にしてあげられる可能性があるかもしれませんね。抗癌剤治療などのように副作用がひどい場合には漢方薬を併用する事によって、副作用を抑え、西洋医学の治療を最後まで遂行で

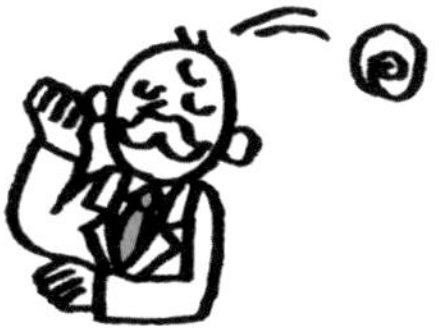

きる可能性があるかもしれません。

さらに付け加えると西洋医学の言葉にMUS（medically unexplained symptom）という言葉があります。（西洋）医学的に説明がつかない症状という意味ですが、いわゆる不定愁訴と言い換える事ができるのかもしれませんが、漢方治療では今まで見てきたように不定愁訴はありません。その愁訴（訴え）の中にこそ、漢方薬を選択するヒントがつまっているからです。

西洋医学的には一見役に立たないごみ（ごみは言い過ぎかもしれませんが、わかりやすくするための表現です）のような訴えは実は漢方にとっては宝物なのです。

コラム❺ 開院当時の当院での出来事

私のクリニックは頭痛治療と漢方治療に特徴のある少し変わったクリニックです。

開院したての時に当院をお手伝いしてくれた看護師さんがいます。最初の頃、ある患者さんがきて、色々な訴えを相談されました。そして診察の後、私が「じゃあ、その症状を改善するお薬をだしておきますね」と一言いって、患者さんが診察室から退室されました。その瞬間にその看護師さんが私に「先生、あんな症状相談されても仕方ないですよね。治るお薬なんかありませんよね!!」と言ったのです。

この看護師さんは、西洋医学の大きな病院から当院に来てくれた方で、漢方の知識がない方でした。医療職で経験のある看護師さんでも、このいわゆる西洋医学的な不定愁訴には治るお薬がないと思っていた事に驚きました。その後、その看護師さんは私の処方した漢方薬でその患者さんの症状が改善しているのをみて驚き、だんだんと漢方薬の知識をつけていってくれました。

また、患者さん側でもこんな事がありました。頭痛、めまい、耳鳴り、のぼせなど色々な症状のある患者さんがこられました。そして診察した後、患者さんに「では症状をよくする漢方薬をお出ししておきますね」と言って苓桂朮甘湯《りょうけいじゅつかんとう》というお薬を処方しました。またその際に始めての受診であったため、血液検査をする事にして、別室で看護師さんに採血をしてもらいました。当院ではその際に看護師さんからどのような検査やどのような処方が出ていて、気をつける事や患者さんの疑問がないかどうか、聞いてくれるようになっています。そこで患者さんが驚いて一言「あんなにいっぱい困っている症状を先生に相談したのに、お薬が一つしか出ていないのですか?」です。

異病同治のできる漢方では上記の色々な症状は一つのお薬で治る事も多いのですが、西洋医学の診察に慣れている患者さんにとってはたったひとつしかお薬が出ていない事を疑問に思ったのでしょうね。その後その患者さんは幸いに苓桂朮甘湯のみで、色々な症状が改善し、とても喜ばれました。

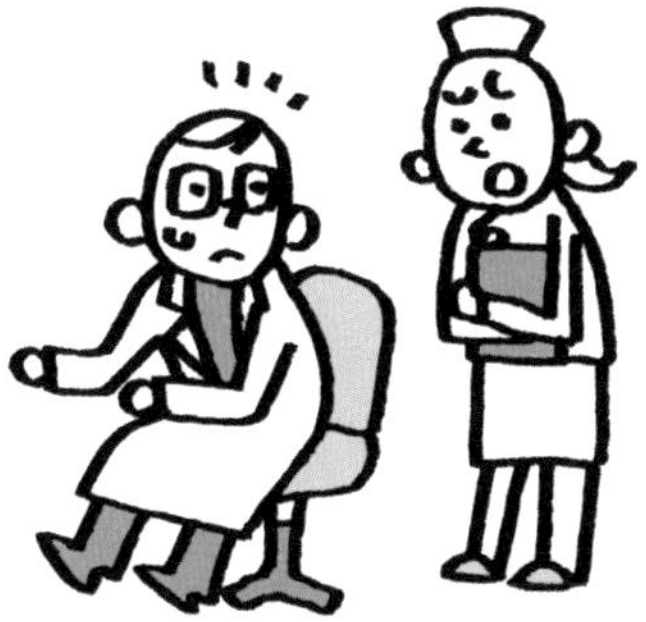

漢方薬の副作用のお話

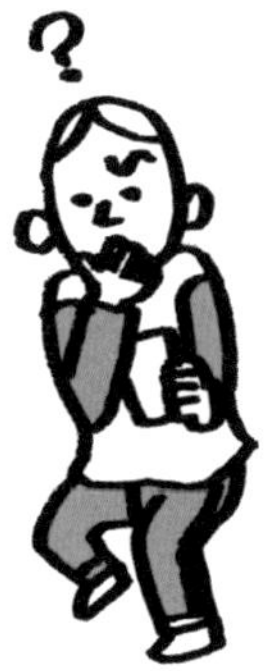

これも大切なお話なのですが、漢方薬にも副作用があります。これはお薬なので、作用があれば副作用もあるのは当たり前なのですが、患者さんの中には漢方薬には副作用はないと食べ物やサプリメントなどと同じように考えている方も一部いるのも事実で、きちんと説明しておく事が必要です。ただ、代表的な（出やすい）副作用が決まっていますので、その事にさえ注意していればあまり恐れる事はありません。以下に出やすい副作用とその対処方法を述べますね。

	代表的副作用
オウゴン	○薬剤性肝障害 ○間質性肺炎
カンゾウ	○偽アルドステロン症 ○低カリウム血症
サンシシ	○腸間膜静脈硬化症

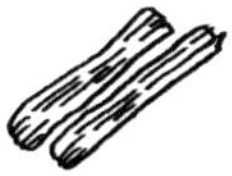

カンゾウ含有製剤の浮腫、高血圧に注意！

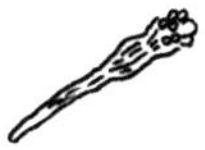

オウゴン含有製剤の肝機能障害、間質性肺炎に注意！

診察でいつも血圧や下肢の浮腫を check ！

漢方薬を飲む前の肝機能を採血で check ！
内服して 1 ヶ月目、2 ヶ月目に採血

Spo2 を check ！

患者さんによく説明をしておく！

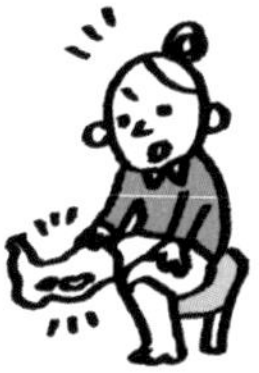

1．甘草含有製剤の副作用である浮腫、高血圧など

これは甘草の主成分であるグリチルリチン酸に副腎皮質ホルモン様の作用があり、アルドステロンが過剰分泌されているような症状が起こる事があるために起こる副作用です。これを偽アルドステロン症と呼び、低カリウム血症、血圧上昇、ナトリウムや体液貯留による浮腫などが現れる事があります。低カリウム血症が起こるとひどい場合にはミオパチー（筋肉に異常が生じる）や不整脈などもおこる事が知られていますが、幸いに私の経験では浮腫や血圧上昇が多く、その時点で内服を中止すれば改善し、ミオパチーや不整脈などになった経験はありません。

発現頻度は甘草の摂取過多、長期服用、高齢者、女性で高くなる事が知られているため、甘草の1日量が2.5ｇを超える下記に記載されている15製剤、黄連湯《おうれんとう》、甘草湯《かんぞうとう》、甘麦大棗湯《かんばくたいそうとう》、桔梗湯《ききょうとう》、芎帰膠艾湯《きゅうききょうがいとう》、桂枝人参湯《けいしにんじんとう》、五淋散《ごりんさん》、炙甘草湯《しゃかんぞうとう》、芍薬甘草湯《しゃくやくかんぞうとう》、芍薬甘草附子湯《しゃくやくかんぞうぶしとう》、小青竜湯《しょうせいりゅうとう》、人参湯《にんじんとう》、排膿散及湯《はいのうさんきゅうとう》、半夏瀉心湯《はんげしゃしんとう》、附子理中湯《ぶしりちゅうとう》などを長期に使用する場合には注意が必要です。尚、方剤中の甘草の合計量が6ｇを超えると保険

Glycyrrhizin 製剤による偽アルドステロン症（75 例）の要約※

中高年の女性に多い	女性：男性（7:3）、50 ～ 70 歳代（77.3%） ○発症には個人差がある※※
発症は大量服用者に限らない	GL 量が 150mg 以下でも発症する（26.7%）
３カ月以内に発症（40%）	発症は 10 日以内から数年まで様々
ミオパシー症状が発見動機	四肢脱力感、筋力低下、歩行困難、筋肉痛、血圧上昇
低Ｋ症	平均 2.08 ± 0.61mEq/L
治療	GL 製剤の中止により自然治癒する例が多い（予後は良好である） Ｋの補充、抗アルドステロン剤

※主として内服の GL 製剤によって発症した 75 例の解析結果（静脈注射剤による発症は少ない）【森本ら（文献 12）から引用抜粋】

※※発症の個人差として 3MGA（3 β -diglucuranyl-GA）の血中量が関与すると考えられている。【加藤ら（文献 B）の見解】

Kato H, Kanaoka M, Yano S et al:3-Monoglucuronyl- glycyrrhetic acid is a major metabolite that causes licorice- induced pseudoaldosteronism. J Clin Endocrinol Metab, 80:1929-1933, 1995

森本靖彦, 中島智子 : 甘草製剤による偽アルドステロン症 のわが国における現状 . 和漢医薬誌, 8:1-22, 1991

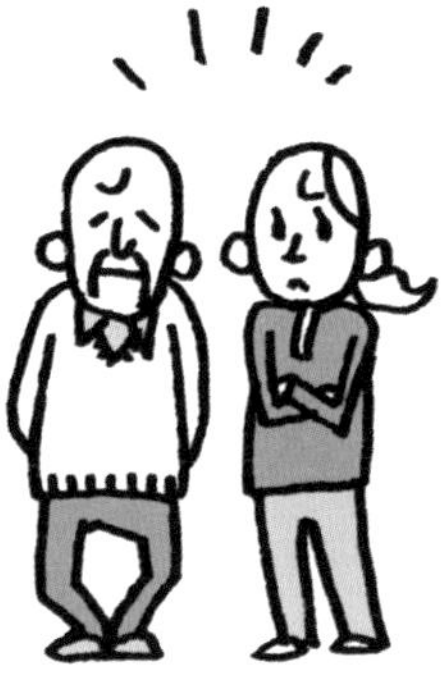

審査上監査を受ける可能性があります。

尚、甘草が少量でも副作用は起こる可能性もあり、患者さんにむくんだり、血圧があがったりしたらすぐに漢方薬を中止し、受診するように説明しておく事が大切です。また診察でも血圧測定や、浮腫のcheckを行う、時々は血液検査でカリウムを測定しておく事も必要です。

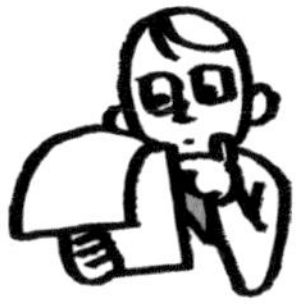

2. 黄芩含有製剤による肝機能障害、間質性肺炎

これは黄連解毒湯《おうれんげどくとう》や小柴胡湯《しょうさいことう》などの柴胡剤に含まれる黄芩に対するアレルギー機序が示唆されていますが、その発生頻度は0.5%~1.0%程度で、発症までの期間は多くは2ヶ月以内とされています。（萬谷直樹：漢方薬による肝障害―その診断、頻度、臨床像について―日本東洋医学雑誌　2015：66：342-351）症状は倦怠感や食欲不振などが出る場合もありますが、症状がない場合でも肝機能が悪化している場合もあり、内服を開始して、1ヶ月目くらいには採血で肝機能をcheckして内服前と比べ悪化がないか調べ

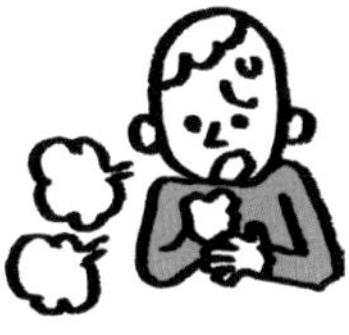

ておくのが安全です。早期に発見し、方剤を中止すれば改善します。

間質性肺炎は一九九〇年代に慢性肝炎に対して小柴胡湯《しょうさいことう》が有効であった事から百万名以上に投与され、その副作用として間質性肺炎が起こり、10名が亡くなっています。発症頻度は10万名当たり、4名程度と希ですが、注意すべき副作用です。早期発見が重要で発熱、乾性咳嗽、息切れなどがあれば、すぐに服薬を中止し、血中KL6値の測定や胸部レントゲンや胸部CTなどを施行し、呼吸器内科への紹介が必要と考えます。私は外来では慢性閉塞性肺疾患など呼吸器系の既往がある人には酸素飽和度Spo2を毎回測定しており、少しでも低下がみられる場合にはレントゲンをとるようにしています。

築山邦規ほか：小柴胡湯《しょうさいことう》による薬剤誘起性肺炎の1例．日胸疾患会誌　1989・・27：1556-1561

独立行政法人医薬品医療機器総合機構：医薬品・医療用具等安全性情報　NO.158
http://www.pmda.go.jp/safety/info-services/drugs/calling-attention/safety-info/0089.html

本間行彦：小柴胡湯《しょうさいことう》による間質性肺炎について：日本東洋医学雑誌　1996;47:1-4

厚生労働省：重篤副作用疾患別対応マニュアル　間質性肺炎（肺臓炎、胞隔炎、肺線維症）2006
http://www.mhlw.go.jp/topics/2006/11/dl/tp1122-1b01.pdf

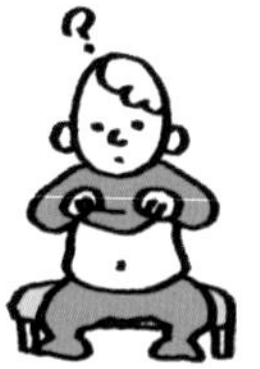

3. 山梔子《さんしし》含有製剤による腸間膜静脈硬化症

加味逍遥散《かみしょうようさん》、黄連解毒湯《おうれんげどくとう》など山梔子を含む漢方薬の数年単位におよぶ長期の投与で腸管膜静脈の硬化により腹痛、下痢、腹部膨満感などの症状が出る事が最近分かってきました。山梔子の総投与量が5,000gを超える例がハイリスクと言われています。内視鏡で上行結腸の浮腫や、虚血を示す青色の色調変化、腹部CTなどでも診断に有用性があるようです。

Nagata Y et al : Total dosage of gardenia fruit used by patients with mesenteric phlebosclerosis. BMC Complement Altern Med 2016:16:207

コラム❻ 瞑眩《めんげん》のお話

瞑眩とは、漢方薬が著効を示す直前にみられる特殊な生体反応と定義されています。ただ、この反応が一過性に病状が悪化する事から副作用と思いこんで、患者さんが内服をやめてしまう場合があり注意が必要です。

たとえば、その困っている主訴が内服後に一過性に増悪したり、その主訴とは関係なく鼻血が出たり、嘔吐や下痢をしたり、帯下や下血などの粘膜面からの急激な分泌亢進や出血が起こったり、じんま疹などが出る場合があります。

瞑眩の場合には服薬後数日でその過剰な反応は治まる事から、副作用とは鑑別できる事が多いと思います。そのため、患者さんには瞑眩といって漢方薬を内服後一過性に症状が悪化したり、一見副作用のような症状が出る場合がありますが、がんばって飲み続けると2～3日すると急に症状が良くなる場合もあります。良くなる前触れかもしれないからがんばって内服を続けて、それでも嫌な症状が続く場合には副作用だからやめて受診するようにと説明しておくとよいと思います。

瞑眩という言葉は、中国の四書五経の一つである「書経《しょきょう》」に「もし薬、瞑眩せずんば、その疾《やまい》癒えず」と記載されています。江戸時代の名医である吉益東洞先生の「医事或問《いじわくもん》」には幼少の頃からの慢性胃腸病の患者さんに生姜瀉心湯《しょうきょうしゃしんとう》を投与したところ、ひどい吐瀉を起こして気絶し、仮死状態となったが、目がさめると長年の症状がすっかり完治していたという症例が載っています。

患者さんが仮死状態になるのは嫌ですが、私も頭痛の患者さんで、桂枝茯苓丸《けいしぶくりょうがん》を投与したところ鼻血が出て、その後頭痛が治った症例を経験しています。少しの悪化でその後よくなるのであれば、瞑眩も喜んでよい症状なのかもしれませんね。

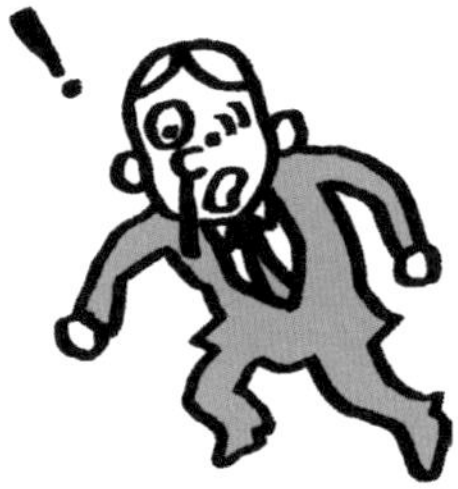

コラム❼　漢方診療は儲かるのか？

先生方の中には漢方診療には興味はあるが、診察や問診に時間がかかる割にはコストが合わないのではないか？と経営面でご心配される方もおられるかもしれませんね。医は仁術、お金の事は言わないというのが暗黙の了解なのかもしれませんが、クリニックを安定継続して運営していくには収支を安定させる事も大切です。あえてここでは現実的な事を少しお話したいと思いますね。

結論からいうと漢方診療は儲からないのですが、経営は安定すると思います。私自身は漢方治療を儲けるために始めたのではなく、治療手段を探しているうちに結果として漢方治療を取り入れる形となったのですが、漢方診療は保険診療上のコスト面では高い検査や処置もなく魅力のない診療です。

ただ、色々な疾患に対応できる事が経営上のメリットになると思います。具体的には花粉症や風邪、頭痛、めまいなど季節毎に患者数の多くなる疾患にも対応でき、また更年期障害や冷え症、便秘、不眠のような通年性あるいは慢性の疾患にも対応できるため、年間を通して患者さんの多い少ないがなく、経営上は安定すると思います。頭痛診療に特化している当院では漢方治療がなければおそらく治療手段という意味でも経営の安定という意味でもクリニックの運営は難しかったのではないかと実感しています。

また問診表は当院ではホームページからダウンロードできますし、ダウンロードできない方はご予約の際にお近くであれば事前に問診票を取りに来て頂き、当日は記入済みの問診表を持参して頂く形で待ち時間を減らしています。現在ならweb 問診などを取り入れる事もできると思います。

また漢方的な診察も慣れれば、一般の内科診察とほぼ変わらない時間で診察する事ができるようになり、それほど時間や手間をかける事なく受付からお会計までを終える事ができています。この当たりの詳しい経営の know-how はまた別の本を書きたいと思っています。

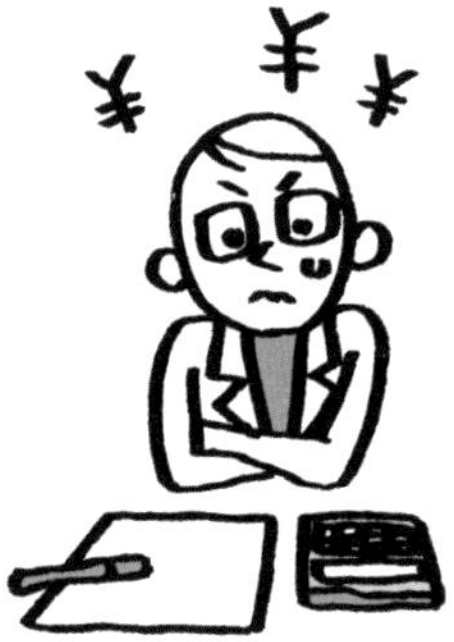

これから漢方を勉強する方に

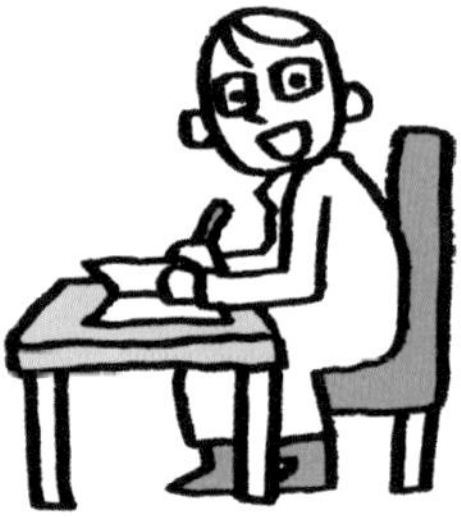

これから漢方を勉強するのにおすすめの本とサイトを紹介しますね。

まずは本からですが、いくつもあるのですが、私のおすすめはまずは、私の直接の師匠であるお二人の本を紹介したいと思います。

一つは寺澤捷年先生が書かれた医学書院から出ている症例から学ぶ和漢診療学という

本です。これは漢方を学ぶ初心者の先生からある程度使い慣れた上級の先生にもおすすめの本です。そのときの漢方の上達度に応じて何度も読んでいますが、得るものがある、とても良い本です。私も何度も読んで、読む度に新しい学びがある本です。

もう一つは秋葉哲生先生の書かれたライフ・サイエンスから出ている活用自在の処方解説という本です。これは保険で使用できる漢方エキス製剤の1番から138番までを見開き1ページでその方剤の出典から口訣、その方剤の適応病態、効果増強の工夫までをまとめてくれているとても良い本で、外来にいつも置いておいて、見ながら処方するのも良いと思われます。

そして最後は創元社から出ている大塚敬節先生の漢方診療三十年です。これは大塚先生の症例報告集ですが、現在の投稿規定のある論文での症例報告と違い、当時の時代背景や診療経過が一人一人の患者さんがひとつのドラマのストーリーの様に書かれていて、読んでいて引き込まれます。現在でも通じる漢方の使用方法や考え方がとても勉強になる本です。

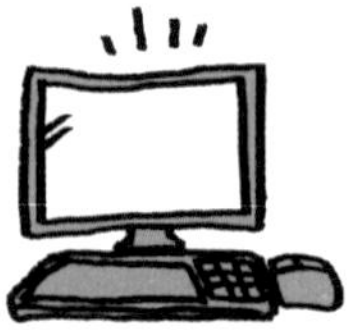

そして最後にひとつ、漢方の勉強や調べ物をするのにとても便利な医療関係者向けサイトをご紹介しておきます。漢方スクエアというサイトで登録さえすれば、無料でコンテンツをみる事ができるとても良いサイトで、私も発表のスライドを作ったり、この本を書く際にもこのサイトで調べものをしました。有名な先生達が色々な情報を発信してくれており、とても役に立つおすすめのサイトです。

「症例から学ぶ和漢診療学」（医学書院） 著・寺澤捷年
「活用自在の処方解説」（ライフ・サイエンス） 著・秋葉哲生
「漢方診療三十年」（創元社） 著・大塚敬節
「漢方スクエア」 https://www.kampo-s.jp

実技編

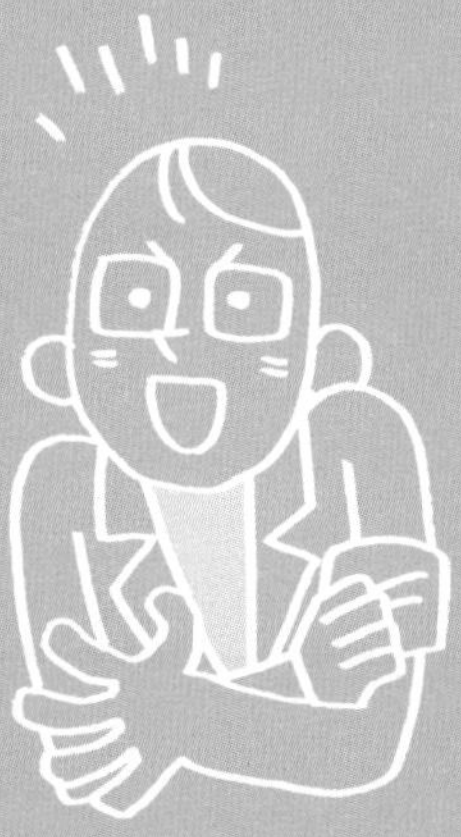

漢方入門実技編

漢方の概論の座学はここまでにして、ここからはいよいよ漢方の診察の実技の実際を学んで行きたいと思います。といっても、文章で読んでも実技は分からないのでは?と心配の先生方、ご安心ください。実際の実技の様子の動画をあかし出版さんのホームページにUPして起きますので、この本と動画を併用していただければより分かりやすいと思います（あかし出版URL：https://www.akashishuppan.com）。

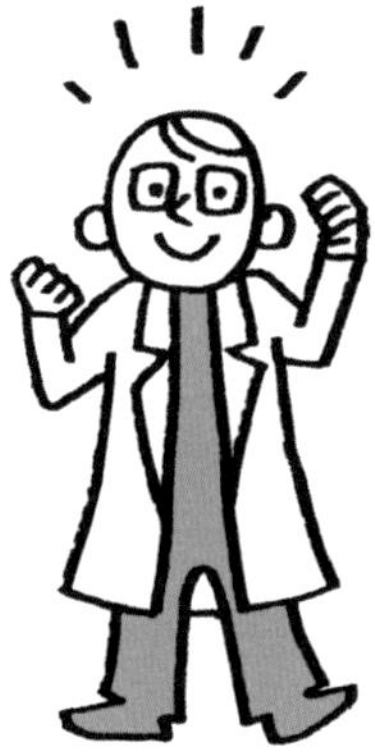

実技の様子（動画）

（あかし出版ホームページよりご覧いただけます）

アカウント名：raimura

パスワード　：kampo-no-hon

脈診

脈を診る事で何が分かるのか？脈からは色々な情報が取れるのですが、まずは大まかに言うと患者さんの虚実、病変の主座の表裏（深さ、病気の進行度）、交感神経の緊張があるかないか、瘀血などが分かります。もっと詳しくなれば五臓のどこに異常があるのか、妊娠の可能性、補中益気湯《ほちゅうえっきとう》が効く脈なども分かる事があります。もちろん西洋医学的にも心房細動などの不整脈や脈の左右差などもわかりますね。

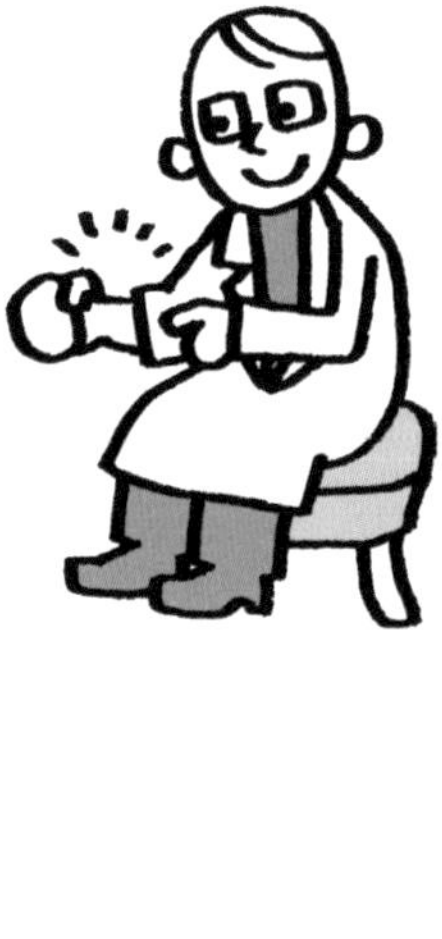

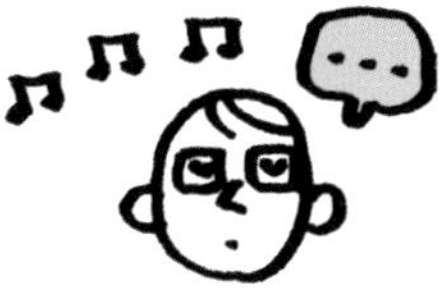

脈診

浮沈	皮膚のすぐ下の（指を軽く触れただけで感じとれる）脈を浮、 深い所の（指を強く圧迫してはじめて感じとれる）脈を沈という。 浮は病変の主座が表、沈は裏にある事を示す。
数遅	１呼吸に４拍以上打つものを数、それ以下を遅という。 数は熱や痛み、遅は寒のある事を示す。
虚実	反発力が充実しているものを実、無力なものを虚という。病態の虚実を反映している。
大小	拍動する脈の大きさをみる。 大脈は実の事が多いが、虚である事もある。小脈は気血の不足を示唆する。
緊緩	緊張を感じるのが緊脈で、実または寒や痛みを表し、緩はおだやかで正常な脈を示す。
滑渋	脈が３本の指の下をドロドロと流れるのが渋で瘀血の存在を示唆する。 滑脈は白虎湯に特徴的。

その他の脈状と病態

伏沈《ふくみゃく》	骨につくほど圧迫しなければ触れられない脈。 病邪が深く侵襲している場合に観察される脈状。
芤脈《こうみゃく》	軽く圧迫すると触れられるが、強く圧迫すると空虚な脈。病態は出血。
弦脈	弓弦のように弾力性のある脈。少陽病期に典型的な脈状。
促脈	速いが、一時的に止まる事がある脈。 陽盛実熱（実熱があり、陽気が亢進した状態）など。
弱脈	虚、沈、細を組み合わせた脈。軟脈。病態は陽衰（身体を温める力が不足した状態）。
結脈	脈拍が不規則に欠落する遅脈。病態は陽虚。
代脈	脈拍が規則的に欠落する遅脈。臓気の衰微、危篤状態。

方法

左右の橈骨動脈に自分の2，3，4指（3指を橈骨の茎状突起にあてる）を軽くあて脈を観察します。2，3，4指の触れる場所でそれぞれを寸口、関上、尺中の脈と言って、それぞれ患者さんの右手で寸口は肺（大腸）、関上は脾（胃）、尺中は心包（三焦）、左手で寸口は心（小腸）、関上は肝（胆）、尺中は腎（膀胱）の異常を表すと考えますが、初心者の時はこの6つの脈を見分けなくても全体としての脈の浮沈、数遅《さくち》、虚実、大小、緊緩、滑渋を診るだけでも多くの情報を得る事ができます。それぞれの定義と脈状と病態は図に示しますね。

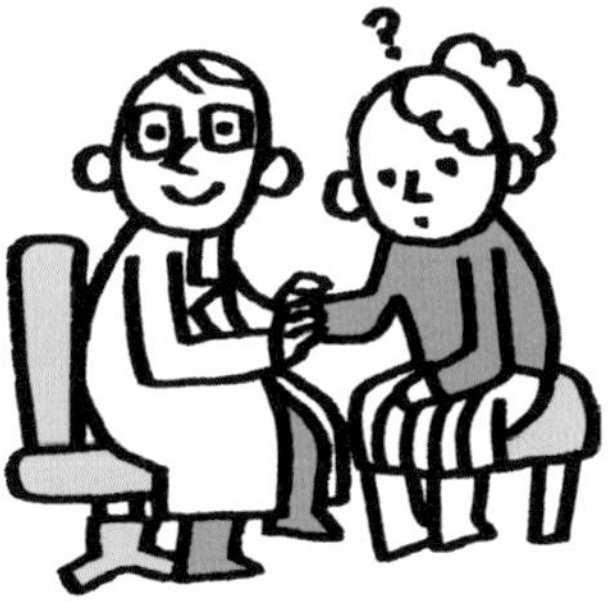

脈診　橈骨動脈の脈状から病態を把握する診断方法

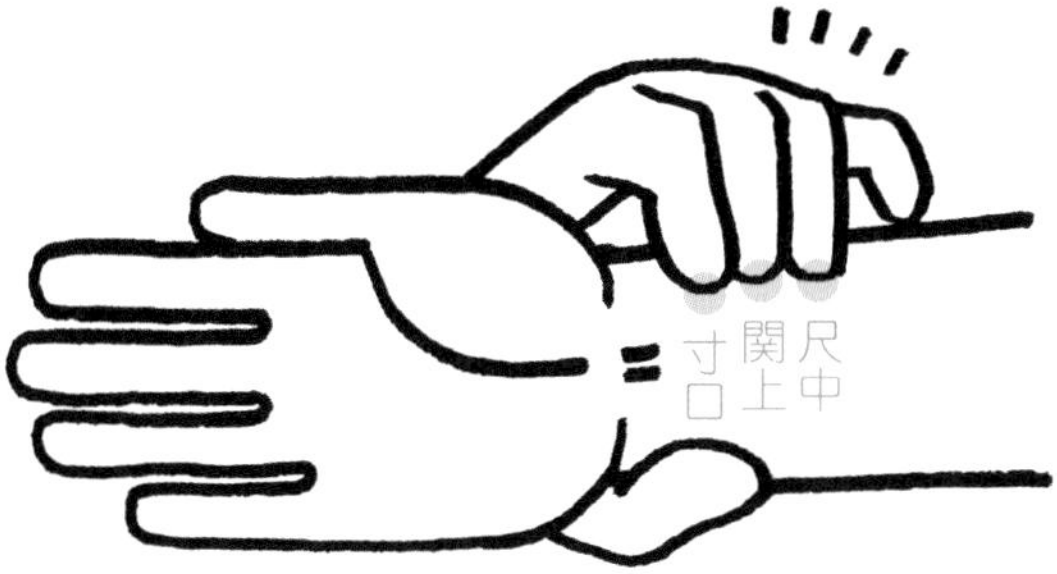

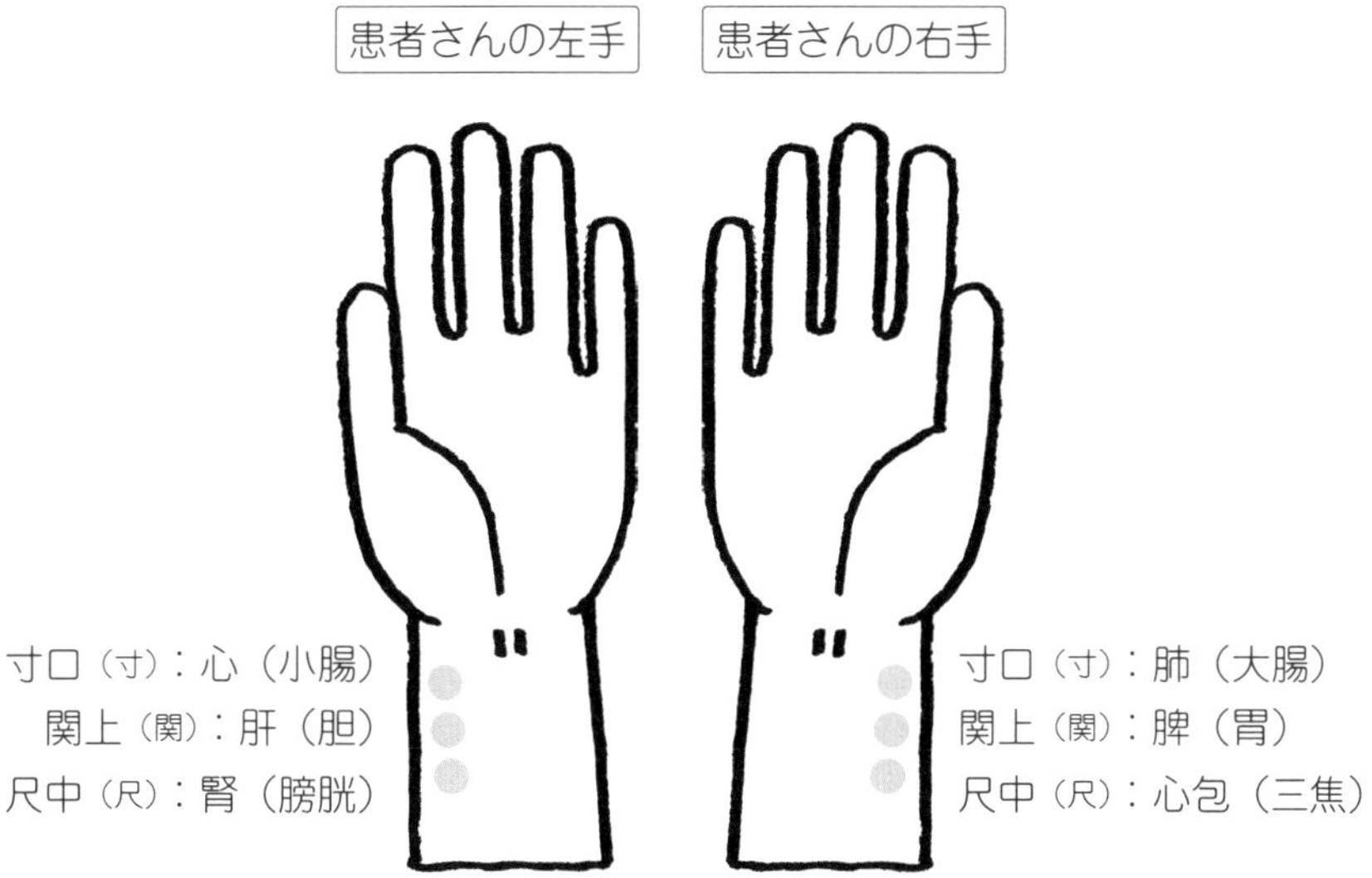

実際には痛みや熱がある患者さんは脈が浮いていて速く、緊の脈が現れます。そして治療とともに痛みがとれたり、熱がさがれば脈は安定し（脈の場所が浮沈が中間になり、数遅も中間、緊張度も中間となり）ゆったりとしたリラックスした脈になってきます。脈は自分で自分の脈をみる事もできるため、食事の前後や運動の前後、体調に応じて自分でも診てみると勉強になると思います。

私は自分のクリニックでは自動血圧計ではなくて、今でも手動式の血圧計で患者さんの血圧を私が測っています。その前に患者さんの脈をみていますので、患者さんが緊張しているなとか、痛みや熱があるのかな?などと想像しながら脈をみて、それで患者さんと色々なお話をします。たまに想像が当たる事があり、患者さんから「そんな事まで脈をみて分かるのですか?」と聞かれる事もあります。こうなればしめたもので、患者さんからの信頼を得る事ができます。事前にスタッフからこの患者さんはこんな事を心配されていましたとか、こんな事を言っていましたよと診察前に情報を得ておいて、いかにも脈をみてそれがわかったような素振りをする事もあります。患者さんがびっくりした後で、ちゃんと種明かしをしますが、嘘も方便?で効果は絶大です。

コラム❽　江戸時代の脈診の面白エピソード

江戸時代でも患者さんに実際に触れて脈を診る事はとても大切な事でしたが、権威主義的な奥医師（江戸幕府の医官で奥に住んでいる将軍やその家族を診察した医師）などは身分が卑しい町医者が貴人にじかに手を触れるのは恐れ多いと考え、糸脈という診察方法を用いていました。これは貴人の手首に糸をむすび、その糸の端を別室まで渡し、それで脈診をするというものです。

11代将軍家斉の病気治療に呼び出された町医者の石川良信が糸脈を命じられます。その時に良信は「直接診察できないなら帰る」といって診察を拒否しました。そこで慌てた幕臣がその場で良信を二百石の旗本に任命して治療にあたらせたというエピソードもあります。

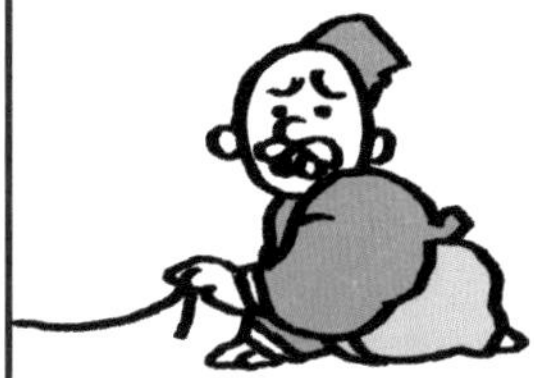

舌診

舌診では何を見るのか？また何が分かるのか？ですが、まずは乾湿をみる、舌が乾燥しているのか？潤っているのか？です。それで乾燥していれば潤わす麦門冬《ばくもんどう》などを含む方剤を考える、逆に潤いすぎていれば乾かす方剤を考えます。

次ぎに腫大や歯痕（舌につく歯の痕）をみます。歯痕があれば水滞やストレス（これは歯ぎしりなどストレスで舌を歯に押しつける人があります）の証とみなします。

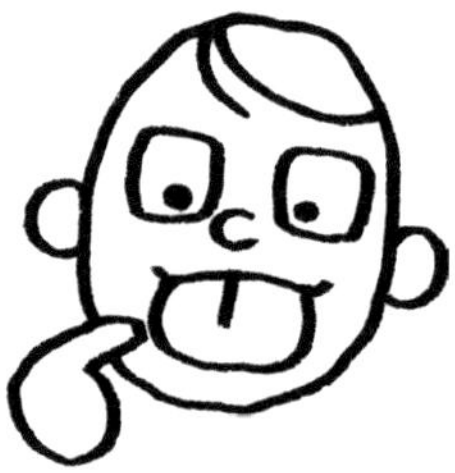

次ぎに舌の表面の苔の状態です。苔が剥げていたり、舌に亀裂がある場合には脾虚や気虚の状態があると考えます。舌の色が赤ければ熱を暗赤であれば瘀血の存在を示唆します。

また舌の裏の静脈の怒張をみる事でも瘀血の存在を判定する事ができます。代表的な舌の所見を図に示しますね。舌は自分のを鏡でみる事もできるので、体調によって自分の舌をみてみるのも良い勉強になります。

舌質　臓腑の気血水の状態がわかる

❶ 舌色

❷ 舌形
- 舌の大きさ
- 舌の歯痕
- 舌の表面の状態 … 乾湿を見る！
- その他

舌苔　臓腑の気血水の状態がわかる

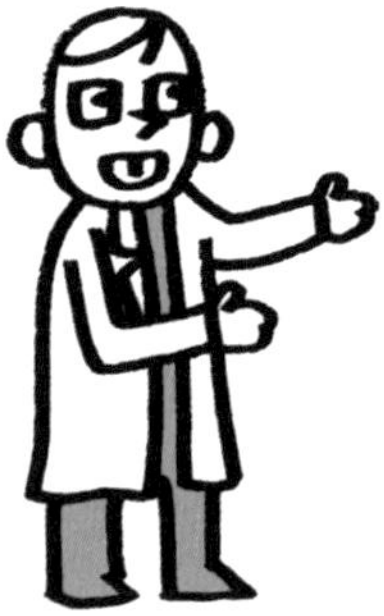

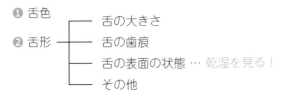

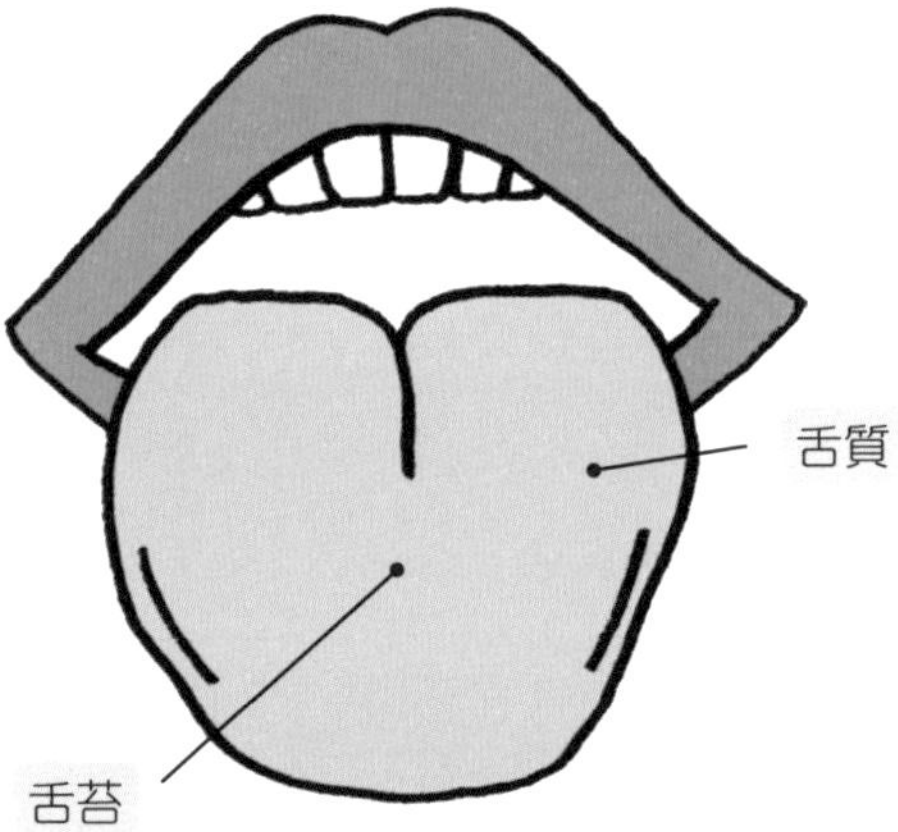

様々な舌の状態と示唆する症候

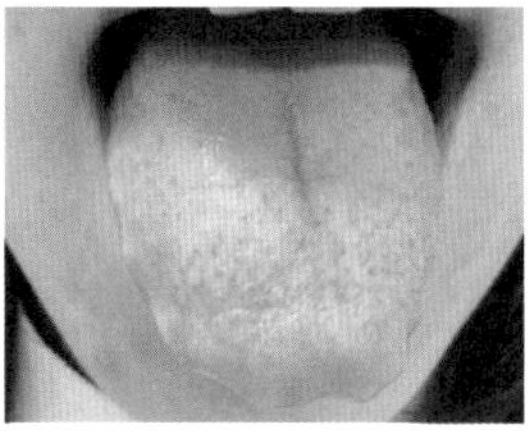

淡泊舌：舌質が白っぽく少し腫大して白苔がある。気虚を示唆する。

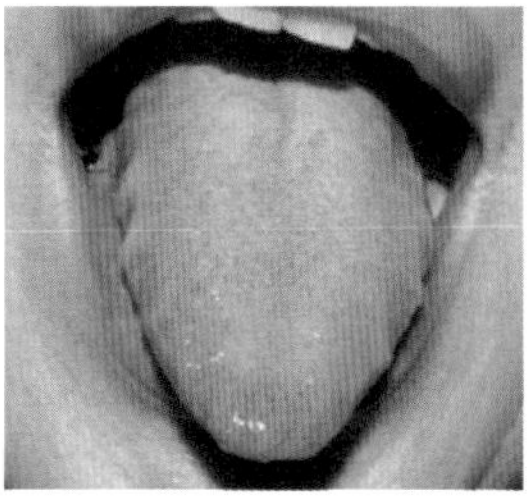

歯痕舌：舌辺に歯の圧痕が見られる。脾虚、水滞、ストレスを示唆する。

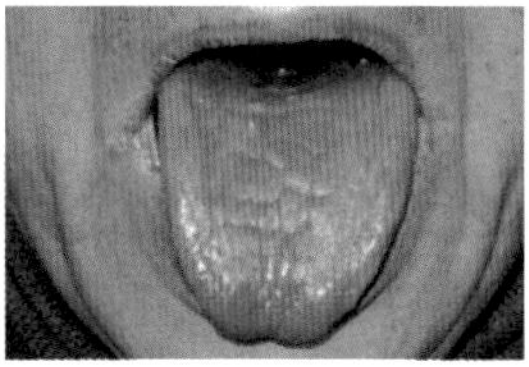

鏡面舌：表面が光沢を帯びテカテカしている。血（陰）の不足を示唆する。

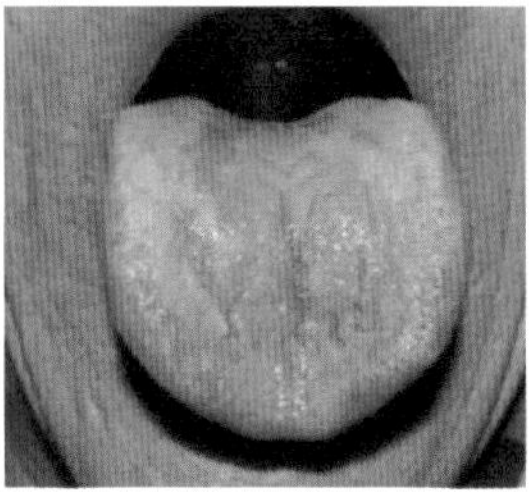

亀裂舌：中央に亀裂がある。脾胃の虚を示唆する。

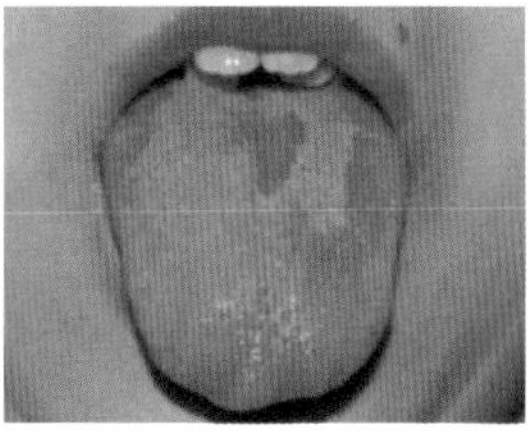

地図状舌：地図状の苔が見られる。気虚を示す。

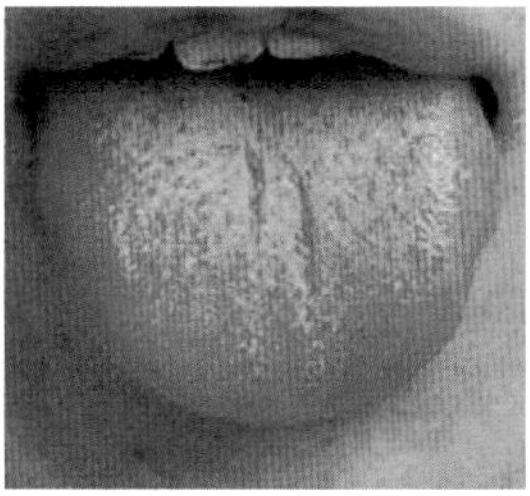

紅舌：舌尖と舌辺の舌質に赤みが強い。陽証を示す。粘った苔は碑胃に熱と水滞を示唆する。

腹診

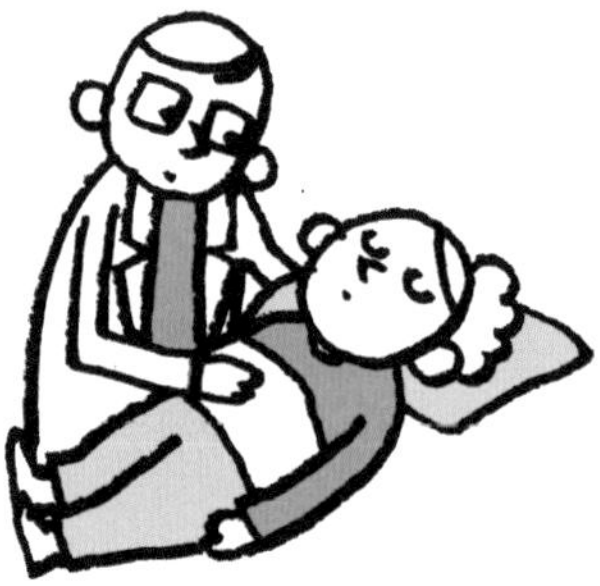

腹診で何を見るのか?また何が分かるのか?ですが、これは端的に言うと、お腹に現れる所見をみる事で効果が出やすい方剤をみつける事につなげるという事になります。これが日本漢方の特徴です。(中医学や韓医学では腹診は重要視されません)江戸時代の偉い先生方がお腹の所見と効果のある方剤の特徴を結びつける様々な発見をして、その事を口訣(言い伝え)として残してくれたのです。このお腹の所見をみる事が方剤を選ぶヒントになるのです。では、具体的にお腹のどんな所見をみるのかですが、図のよ

うにまずはお腹にそっと手を置いてみます。

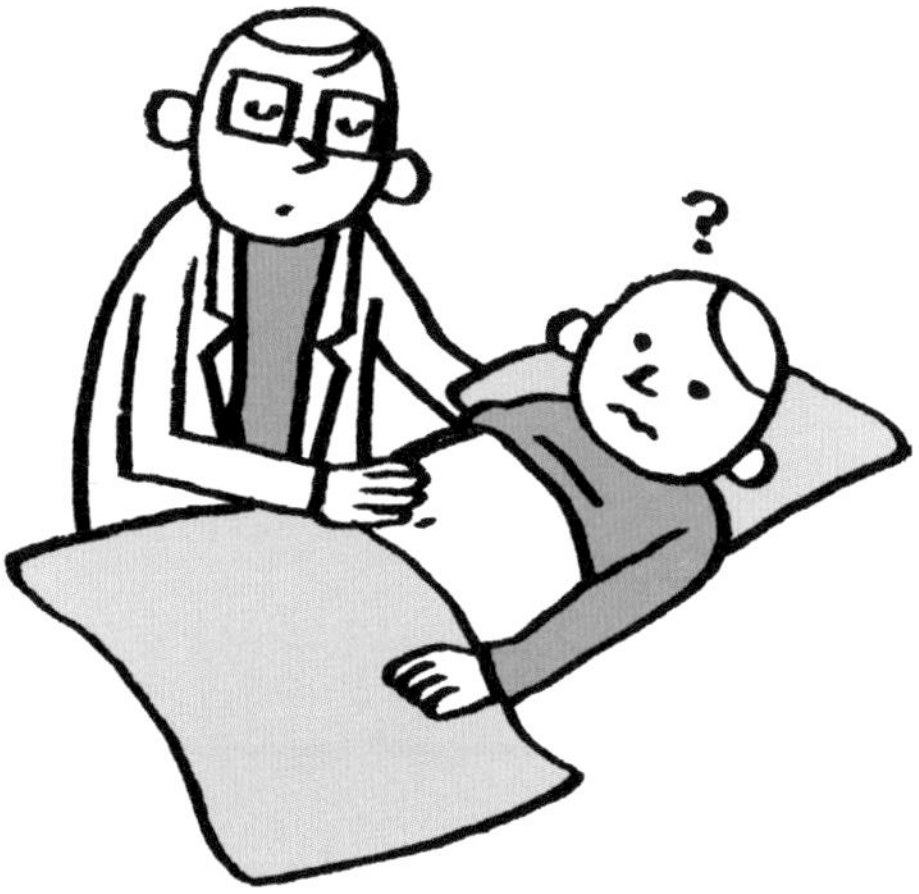

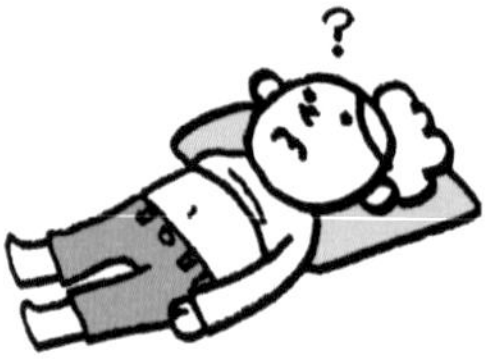

○皮膚の温度（温かいか、冷えているか）
○腹部で動悸（血管の拍動）を触れるかどうか?
○腹力（お腹の力をみる事で虚実の判定につなげます）
○胸脇苦満（腹部と胸の堺目をおして嫌がるかどうか）
○心下痞鞕（心窩部を押して嫌がるかどうか）
○胃部振水音（胃のあたりの心窩部をたたいて、ぽちゃぽちゃと音がするかどうか）
○腹直筋が緊張しているかどうか
○臍傍の圧痛（臍の周辺を押すと痛がるかどうか）
○回盲部、S状結腸部、鼠径部の圧痛
○小腹不仁（臍の下をおすと抵抗力が弱い部分があるかどうか）
○お腹に鼓音（ガスがたまっている）があるかどうか

その他にも、手術痕があるかどうか、足も触り、冷えや浮腫、静脈瘤などがないかどうかなども診ていきます。

そして以下にその所見をみたときにどんな意義があるのか?あるいはどのような方剤を選べばよいのか?のヒント（かならずしもあてはまらない場合もあります）をあげておきますね。

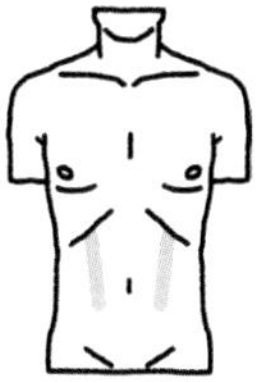

腹直筋の緊張（腹皮拘急）

これは字のごとく腹直筋をさわると筋肉が緊張しているため腹直筋が触れる状態です。つまり、筋肉の緊張をとる芍薬・甘草が入る方剤を考えます。足がつったとき（足の筋肉が緊張したとき）に使用する芍薬甘草湯《しゃくやくかんぞうとう》を思い浮かべて下さい。

芍薬甘草湯《しゃくやくかんぞうとう》以外にも芍薬甘草を含む小建中湯《しょうけんちゅうとう》、桂枝加芍薬湯《けいしかしゃくやくとう》、黄耆建中湯《おうぎけんちゅうとう》、柴胡桂枝湯《さいこけいしとう》、柴胡桂枝乾姜湯《さいこけいしかんきょうとう》、四逆散《しぎゃくさん》があります。他にも芍薬は入りませんが、緊張をとってリラックスさせる作用のある柴胡《さいこ》、甘草を含む抑肝散《よくかんさん》、腎虚といって高齢者でエネルギーが弱ってくると腹直筋がふれやすくなってくる場合もあり、腎虚を補う八味地黄丸《はちみじおうがん》なども選択肢にあがる場合もあります。

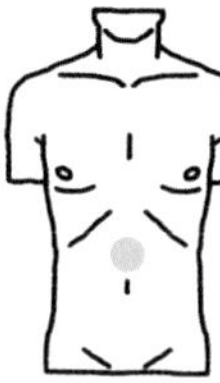

臍上悸《せいじょうき》、臍下悸《せいかき》

文字通り臍の上や下に手をそっと置いたときに大動脈の拍動が触れる状態です。これは神経のたかぶり（交感神経の緊張）、不安、イライラなどの精神・神経症状の存在を示唆します。

この場合には安心させる作用や交感神経の緊張をとる竜骨《りゅうこつ》・牡蠣《ぼれい》などを含む方剤を考えます。柴胡加竜骨牡蛎湯《さいこかりゅうこつぼれいとう》、柴胡桂枝乾姜湯《さいこけいしかんきょうとう》、桂枝加竜骨牡蛎湯《けいしかりゅうこつぼれいとう》や、竜骨・牡蠣は含みませんが、安心させてリラックスさせる柴胡や陳皮、半夏《はんげ》を含む抑肝散加陳皮半夏《よくかんさんかちんぴはんげ》なども考慮します。

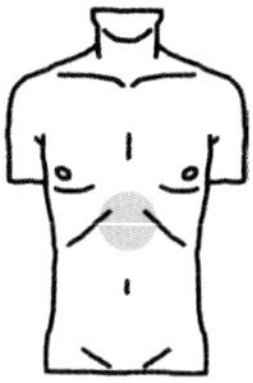

心下痞鞕《しんかひこう》・心下痞堅《しんかひけん》

自覚的に心窩部に痞《つか》える感じがあるのが心下痞で、そこを押すと抵抗圧痛を訴えるのが心下痞鞕です。この所見があって虚証であれば胃腸の調子を整え、元気をつける人参を含む方剤人参湯《にんじんとう》、桂枝人参湯《けいしにんじんとう》などを考えます。あるいは心下の痞えをとる瀉心湯を考えます。瀉心とは心下の痞えをとるという意味です。瀉心湯類とは黄芩、黄連を含む方剤で半夏瀉心湯《はんげしゃしんとう》、生姜瀉心湯《しょうきょうしゃしんとう》、甘草瀉心湯《かんぞうしゃしんとう》、三黄瀉心湯《さんおうしゃしんとう》、黄連解毒湯《おうれんげどくとう》などを考えます。

心下痞鞕の程度の一層強い状態で、心窩部に菱形の堅い抵抗を触れる場合を心下痞堅といい、木防已湯《もくぼういとう》や茯苓杏仁甘草湯《ぶくりょうきょうにんかんぞうとう》などの方剤を考えます。これは一種の心不全による浮腫の病態と考えられ、心不全や心筋梗塞、心臓喘息、心不全からくる肺水腫などに用いられた木防已湯《もくぼういとう》や茯苓杏仁甘草湯《ぶくりょうきょうにんかんぞうとう》などの使用を考えるというわけです。

コラム⑨　暴れん坊将軍の御種人参《おたねにんじん》の話

生薬に使われる人参はかつては対馬藩を通じ朝鮮、中国からの輸入に頼っていました。日本でも3代将軍徳川家光の頃から国内での栽培を試みていましたが、失敗に終わっていました。

時は過ぎて8代将軍徳川吉宗は当時の朝鮮、中国からの薬剤輸入の超過、貿易赤字を解消し、幕府の威光を高めるため人参を含めた、他の生薬の国産化を試みました。享保十三年（一七二九年）、津島藩は幕府に人参の生根、種子を献上し、幕府は医師で本草学者の田村藍水《たむららんすい》に命じついに人参の国産化に成功します。その後、吉宗はその種子を栽培奨励のために各藩に分与しました。その事からこれを敬って御種人参とよばれ、現在でも長野、福島、島根、北海道などで栽培されています。

田村藍水は弟子の平賀源内らとともに湯島で薬品会をひらき日本の本草学発展の基礎を築いた人です。門人には解体新書を杉田玄白や前野良沢とともに翻訳した中川淳庵もいます。

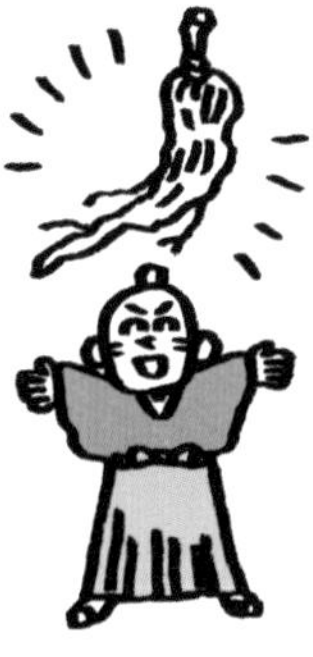

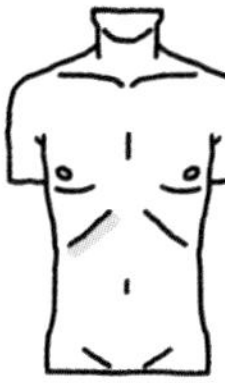

胸脇苦満

乳首と臍を結ぶ線が季肋下部と交わる部分を指頭で乳首の方向に向けて圧入すると抵抗と圧痛が認められる状態を胸脇苦満といって、ストレスの徴候ととらえ、ストレスを和らげる柴胡剤の適応を考慮します。

●柴胡剤の使い分け

柴胡剤は基本的にはストレスを和らげリラックスさせ、気分を安定させる方剤です。ですからストレスなどで症状が悪化したり、気分的に緊張したり、イライラしたり、また逆に落ち込んだりしている人にも向いている方剤です。代表的な柴胡剤は6つあり、実証（元気な人）向き、虚証（元気のない人）向き、中間証（体力が普通くらいの人）向きとそれぞれに2つずつあります。

柴胡剤を選ぶ時には腹診所見が役に立ちます。どの方剤にもストレスのサインである胸脇苦満（胸とお腹の境目を押すと嫌がる所見）がありますが、腹直筋の緊張があれば、芍薬、甘草の入る四逆散《しぎゃくさん》か柴胡桂枝湯《さいこけいしとう》を選びます。虚実間証なら四逆散《しぎゃくさん》、虚

少陽病・胸脇苦満型の治療（柴胡剤の使い分け）

実証		虚実間		虚証	
大柴胡湯《だいさいことう》	柴胡加《さいこか》竜骨牡蛎湯《りゅうこつぼれいとう》	四逆散《しぎゃくさん》	小柴胡湯《しょうさいことう》	柴胡桂枝湯《さいこけいしとう》	柴胡桂枝《さいこけいし》乾姜湯《かんきょうとう》
柴胡、黄芩、半夏、芍薬、枳実、大棗、生姜、大黄	柴胡、黄芩、半夏、桂皮、茯苓、生姜、大棗、人参 竜骨、牡蠣	柴胡、芍薬、枳実、甘草	柴胡、半夏、人参、大棗、甘草、生姜、黄芩	柴胡、半夏、人参、大棗、甘草、生姜、黄芩、桂皮、芍薬	柴胡、黄芩、括楼根、桂皮、牡蠣、甘草、乾姜
腹力充実、便秘、舌苔厚く乾燥	腹力充実、臍上悸、精神症状	腹直筋緊張、精神症状、四肢厥冷（軽度）		腹力軟弱、腹直筋緊張、自汗傾向、のぼせ	腹力軟弱、臍上悸、精神症状、口乾、のぼせ
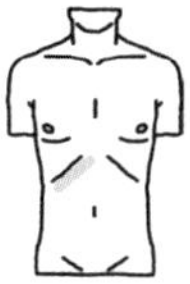 腹力充実	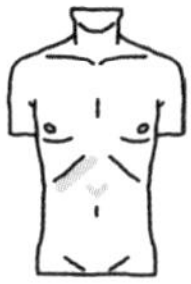 腹力 中等度～充実	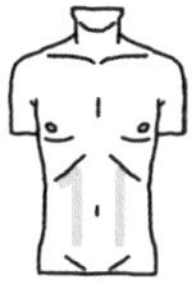 腹力中等度	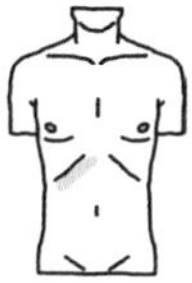 腹力中等度	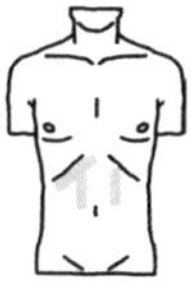 腹力 中等度～軟弱	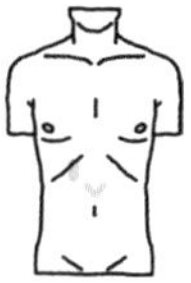 軟弱

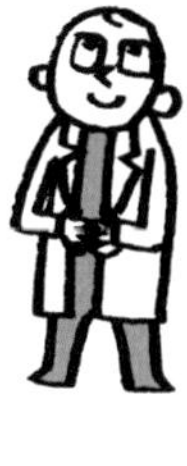

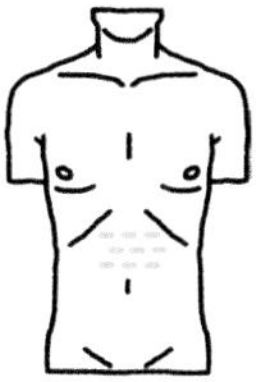

証なら柴胡桂枝湯《さいこけいしとう》です。腹部動悸があれば、竜骨、牡蠣を含む柴胡加竜骨牡蛎湯《さいこかりゅうこつぼれいとう》か柴胡桂枝乾姜湯《さいこけいしかんきょうとう》を選びます。実証なら柴胡加竜骨牡蛎湯《さいこかりゅうこつぼれいとう》、虚証なら柴胡桂枝乾姜湯《さいこけいしかんきょうとう》です。竜骨、牡蠣の入る方剤はイライラや不眠、動悸、肩凝りなどにも効果があります。肩凝りや便秘があれば大柴胡湯《だいさいことう》、腹痛などがあれば柴胡桂枝湯《さいこけいしとう》などを選びます。

胃部振水音（胃内停水）

心窩部を指頭で叩打すると、ぽちゃぽちゃと音が聞こえる状態をいいます。水毒（水滞）の一種と考え、水をさばく、利水の方剤を考慮します。小青竜湯《しょうせいりゅうとう》、四君子湯《しくんしとう》、六君子湯《りっくんしとう》、茯苓飲《ぶくりょういん》、真武湯《しんぶとう》、五苓散《ごれいさん》、茯苓沢瀉湯《ぶくりょうたくしゃとう》、人参湯《にんじんとう》、半夏白朮天麻湯《はんげびゃくじゅつてんまとう》などです。

●利水剤の使い分け

利水剤の使い分けには水分が滞る場所に応じて方剤を選択するという考え方もあります。図に示すように全身型で実証には防風通聖散《ぼうふうつうしょうさん》、虚実間証には五苓散《ごれいさん》、虚証には真武湯《しんぶとう》。皮膚や関節型では虚実間証には薏苡仁湯《よくいにんとう》、虚証には防已黄耆湯《ぼういおうぎとう》、胸内型で実証

利水剤

全身型

実	防風通聖散《ぼうふうつうしょうさん》	腹部膨隆、便秘、関節痛、朝のこわばり
虚実間	五苓散《ごれいさん》	口渇、尿量減少、発汗、嘔吐、下痢、頭痛、振水音
虚	真武湯《しんぶとう》	易疲労、めまい感、尿量減少、浮腫、下痢、全身の冷え

皮膚・関節型

虚実間	薏苡仁湯《よくいにんとう》	関節痛、関節腫脹、熱感、朝のこわばり
虚	防已黄耆湯《ぼういおうぎとう》	水太り、下枝の浮腫、身重感、尿量減少

胸内型

実	木防已湯《もくぼういとう》	心下痞鞕、呼吸困難、喘息、咳嗽、口渇尿量減少
虚実間	小青竜湯《しょうせいりゅうとう》	喘息、咳嗽、水様性鼻汁、振水音、発汗

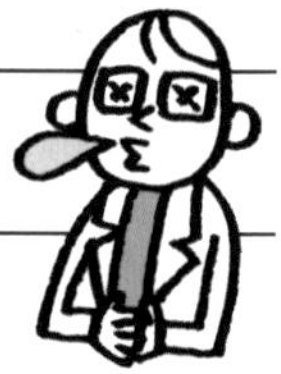

心下型

虚	茯苓飲《ぶくりょういん》 呉茱萸湯《ごしゅゆとう》	心下痞鞕、嘔吐、食欲不振、振水音 心下痞鞕、頭痛、嘔吐、四肢冷感

には木防已湯《もくぼういとう》、虚実間には小青竜湯《しょうせいりゅうとう》、心下型で虚証には茯苓飲《ぶくりょういん》、呉茱萸湯《ごしゅゆとう》などです。

臨床でも、めまい（内リンパ水腫つまり耳のむくみ）に五苓散《ごれいさん》、下痢（消化管内の水分過剰）に真武湯《しんぶとう》、膝関節に水がたまるのに防已黄耆湯《ぼういおうぎとう》、花粉症（鼻粘膜の浮腫による鼻閉や分泌の過剰による鼻汁）に小青竜湯《しょうせいりゅうとう》、片頭痛の吐き気、嘔吐（胃の内用液の貯留を水滞と考える）に呉茱萸湯《ごしゅゆとう》などです。

瘀血の圧痛点

臍の斜め下ほぼ2横指の付近を腹底に向かって圧迫すると放散する圧痛を訴える。あるいは回盲部、S状結腸部の圧痛を訴える。

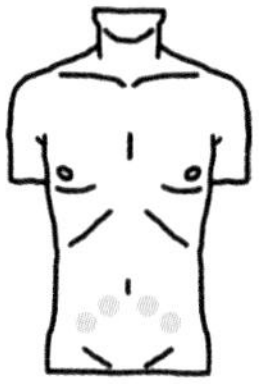

●駆瘀血剤の使い分け

駆瘀血剤は基本的には血流をよくする方剤ですが、その他にも気分を安定させたり、便秘を改善したりする方剤もあります。実証には桃核承気湯《とうかくじょうきとう》、大黄牡丹皮湯《だいおうぼたんぴとう》、通導散《つうどうさん》、治打撲一方《じだぼくいっぽう》、虚証には加味逍遥散《かみしょうようさん》、当帰芍薬散《とうきしゃくやくさん》、温経湯《うんけいとう》、芎帰膠艾湯《きゅうききょうがいとう》、虚実間

瘀血に対して用いられる方剤

実証

桃核承気湯《とうかくじょうきとう》	臍傍圧痛、S 状結腸部擦過痛、気逆、便秘を伴う
大黄牡丹皮湯《だいおうぼたんぴとう》	臍傍圧痛、回盲部圧痛、便秘を伴う
通導散《つうどうさん》	頭痛、めまい感、肩こり、下腹部痛、気鬱、便秘を伴う
治打撲一方《じだぼくいっぽう》	打撲による腫脹、疼痛

虚実間証

桂枝茯苓丸《けいしぶくりょうがん》	臍傍圧痛、腫塊、気逆を伴う
腸癰湯《ちょうようとう》	回盲部圧痛、腫塊、腹部膨満感、食欲不振
疎経活血湯《そけいかっけつとう》	関節痛、神経痛、血虚の傾向あり

虚証

加味逍遥散《かみしょうようさん》	精神不安、軽度胸脇苦満、気逆、気鬱を伴う
温経湯《うんけいとう》	上熱下寒、口唇乾燥、手掌煩熱
芎帰膠艾湯《きゅうききょうがいとう》	左下腹部圧痛、貧血、諸種の出血、血虚を伴う
当帰芍薬散《とうきしゃくやくさん》	冷え症、月経痛、貧血、血虚、水毒を伴う

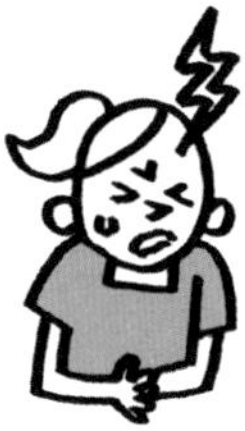

証には桂枝茯苓丸《けいしぶくりょうがん》、腸癰湯《ちょうようとう》、疎経活血湯《そけいかっけつとう》などがあります。実証の便秘には桃核承気湯《とうかくじょうきとう》、大黄牡丹皮湯《だいおうぼたんぴとう》、通導散《つうどうさん》、虚証の便秘には加味逍遥散《かみしょうようさん》などを使用します。月経痛がある方には当帰芍薬散《とうきしゃくやくさん》を用います。

この中で私の頻用処方は桂枝茯苓丸《けいしぶくりょうがん》です。これは血流をよくして桂皮も入る事から頭痛も含めた頸から上の陽性症状（頭痛やめまい、のぼせなどの漢方でいう気逆の症状）を改善しやすく、また甘草を含まない事から長期に処方しても安心な方剤です。

その次ぎに月経痛など月経不順や月経困難症などを伴う頭痛の方には当帰芍薬散《とうきしゃくやくさん》（血流をよくして、むくみを取り、貧血などもよくします）を使用します。

加味逍遥散《かみしょうようさん》は更年期の頃の頭痛やホットフラッシュがある方や、頭痛以外にも色々な不安な事が多く、愁訴の多い方の気分を安定させる目的でも使用します。加味逍遥散《かみしょうようさん》でお通じがよくなる方もいます。

また上記柴胡剤との組合せも良く行います。例えば、大柴胡湯《だいさいことう》＋桂枝茯苓丸《けいしぶくりょうがん》などです。できれば実証のお薬同士、虚証のお薬同士の組合せが適当ですが、実証のお薬＋中間証のお薬、中間証のお薬＋虚証のお薬などの組合せも問題ないと思います。ただ、実証のお薬＋虚証のお薬の組合せはあまり行いません。ただ、ときには普段は虚証の薬を飲んでいるが、ある時期例えば生理のときは実証のお薬を頓服で飲むというような組合せはありえます。たとえば普段は当帰芍薬散《とうきしゃくやくさん》を飲んでいるが、月経時はイライラしたり便秘をする人にはその時だけ桃核承気湯《とうかくじょうきとう》を飲むなどです。

このように柴胡剤と駆瘀血剤をうまく組み合わせて用いれば治療手段は格段に増えて患者さんの色々な症状に対処できるようになると思います。

小腹不仁《しょうふくふじん》（臍下不仁《せいかふじん》）

臍上に比較して臍下の腹力が一段と低下している状態で、時には知覚鈍麻も存在する症状。また、正中芯（腹壁の皮下に、正中線に沿って鉛筆の芯のように触れるものがある症状）。これらはいずれも腎虚や虚証を示す所見ととらえ、元気をつける補剤や腎を補う補腎剤を考慮します。真武湯《しんぶとう》、人参湯《にんじんとう》、小建中湯《しょうけんちゅうとう》、四君子湯《しくんしとう》、八味地黄丸《はちみじおうがん》などです。

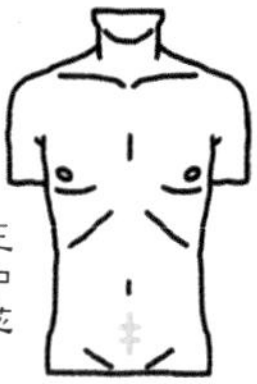

正中芯

コラム⑩　脳神経外科でお腹を触るという事

　私は自分のクリニック以外に週にいちど近くの大きな病院の脳神経外科の外来で頭痛外来を担当しています。ここには漢方の事は一切告知しておらず、普通に脳外科に受診したくて子供からお年寄りまで、女性から男性まで色々な人が受診されます。

　そして一通り話を聞き、脈を診て、舌を診て、お腹をみます。腰が痛くてベッドに寝れない、手術をしたばかりでまだお腹の傷が痛む、今生理中でお腹を診察されるのが嫌だなどの余程の理由がない限りは、私は普通に脳外科を受診された患者さんのお腹を診察しています。

　患者さんは「どうしてお腹を診察するのですか?」とか「なんでお腹をみせないといけないのですか?」と疑問に思われるのではないかと心配される先生もおられるかもしれませんね。しかし、結論から言うとその心配は全くありません。逆に「こんなによくみてもらったのははじめてです」とか「今の先生はパソコンばかりみて私に指一本も触れません」とか、「先生の診察が懐かしかったです」などよくみてくれたと喜ばれる方ばかりです。

　この腹診をするという事で、方剤を選ぶヒントが得られますし、また同時に患者さんとの信頼関係も築く事ができ、また同時に温かい手でやさしく患者さんのお腹に触れてあげる事は治療にもつながります（まさに手当です）、よい事ずくめなのです。ぜひ、先生方も腹診を実践してみてください。

最後に

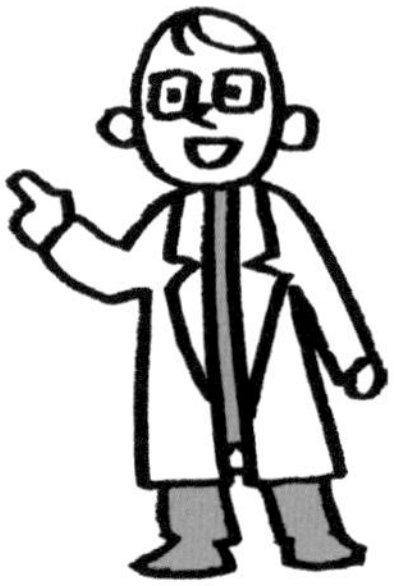

ぜひ、先生方もまずは本を読んだり、サイトを見たり、勉強会や学会に出席したりして漢方の勉強をされて、次はご自分やご家族などから漢方薬を処方してみてください。そして、その効果に驚き、魅力にはまり、ますます勉強されて漢方の達人になっていただければと思います。そのきっかけやお手伝いにこの本が、お役にたてれば幸いです。

最後にこれから漢方を勉強するぞ、世のため人のためにがんばるぞという先生方を後押しする言葉を紹介しておきますね。5世紀の医方書である「小品方」や7世紀の孫思邈《そんしばく》の『千金要方』にある「下医は病を治し、中医は民を治し、上医は国を治す」です。

ぜひ、みんなで上医を目指しましょう!!

あとがき

ところで私のクリニックの理念は「東洋医学と西洋医学を融合し、みんなを美しく、元気で、笑顔に!!」です。最近はもっと夢が膨らんで、みんなを西洋医学と東洋医学で元気で笑顔にする事で世界を変える!!という大きな夢、理念に変化してきました。

例えば、この漢方薬の良さが広まれば、国内や世界の生薬の需要が増えるかもしれませんね。そうなれば、徳川吉宗がやったように生薬を国内栽培しても採算がとれるよう

になり、休耕田や耕作放棄地が減り、生薬栽培に携わる人の需要や賃金の上昇に繋がり、地域の活性化や農業で身体を動かす事で元気になり、また質の良い生薬もでき、それを利用して未病を防ぐ、本当に世界中が美しく、元気で、笑顔になる事に繋がる可能性があるなあと思っています。

東洋医学にある概念の気血水からヒントを得て、最近私は、世の中の気のつくもの（元気、大気、景気）、血（地）のつくもの（血液がさらさらだけではなく、血縁＝絆、大地）、水のつくもの（きれいな水、河川、海）、すべてを美しく、元気にして世界中の人、動物、植物すべてを笑顔にしたいと考えています。この本を通じてこの考えに共感してくれる患者さん、先生方が増えれば、私一人では達成できないこの夢も少しずつ現実に近づくのではと楽しみにしております。

蘭学事始、解体新書を書いた杉田玄白先生の日記である鷧斎日録《いさいにちろく》にこんなエピソードが載っています。ある日、玄白先生が散歩をしていたらタバコ屋さんがあり、その店の壁にこんな川柳が書いてあったというのです。「世の中の人と煙草のよしあしは　煙に

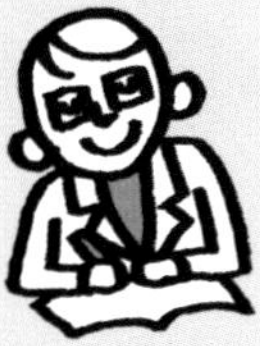

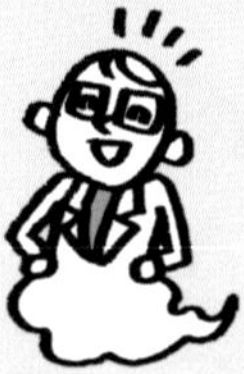

なりて後にこそしれ」です。私も煙になった後に、あの先生は「西洋医学と東洋医学を融合して、世の中のすべてを美しく、元気に、笑顔にするためにがんばってたね」と言われるようにがんばりたいと思います。

最後に、私を漢方への道に導いてくれた山本昇吾先生、漢方を基本からご指導いただいた千葉中央メディカルセンター和漢診療科の寺澤捷年先生、千葉大学和漢診療学講座の並木隆雄先生、日常生活の面でも色々な助言、ご指導をいただいたあきば伝統医学クリニックの秋葉哲生先生、この本の執筆の機会をくれた証クリニックの檜山幸孝先生、奥様、素敵なイラストを描いてくれた竹本夕紀様、そしてこの壮大な夢の実現のため、私を産み、育てくれた両親、いつもクリニックで一緒に仕事をし、家事もし、子育てもしてくれている尚代様、私のクリニックで一緒に仕事をしてくれているらいむらクリニックのスタッフの皆様、そしてそして、私の診療に付き合い、日々、色々な事を教えてくれるすべての患者様に感謝申し上げます。今後ともよろしく御願い申し上げます。

m(_ _)m

春桜会竹林庵《しゅんおうかいちくりんあん》のお知らせ

（漢方を一緒に勉強する無料のコミュニティー）

●ネーミングの由来と趣旨

春の桜のように、人が自然と集まる会、そして竹は１日に１ｍも成長しますが、その成長を支えるため地上に出てくるまでの数年間は地道に地下茎を張り巡らしています。なんと１年間で８ｍもの地下茎を張り巡らしています。この竹の地下茎のように、みんなで集まり、地道に漢方の勉強をして集まってくれたみんなの成長を支えたい、そして世界を変えていきたい、そんな思いからこの春桜会竹林庵を立ち上げる事としました。またこの名前の由来には私の個人的な思いもいれさせていただきました。それは紀州が生んだ名医華岡青州先生のことです。青州先生は世界で初めて自分で作り上げた麻酔薬で全身麻酔で乳癌の手術を行った事で有名ですが、江戸時代の交通が不便な時代に青州先生の医術を学びたいと日本全国から入門希望者が集まりました。その私塾の名前が春林軒なのです。この春桜会竹林庵の中にも春林の文字を入れることで、この会を全国各地から人があつまる春林軒のようにしたいという思いも込めています。現在では交通網だけでなく、オンライン環境も発達し、江戸時代と比べようもないくらいに便利に勉強できるシステムが調っています。あとは、江戸時代の先人に負けないような勉強したいという意欲が揃えばすばらしい会になるのではと楽しみにしております。ぜひ、漢方を勉強したいという熱い思いのある方の入会を心よりお待ちしております。

●活動内容

・漢方セミナー（Zoom、リアル）の開催
・漢方の勉強のための動画やテキスト
・おすすめの本や資料の紹介
・講師への質問、相談
・会員同士の交流
・薬草狩りや生薬畑の見学など

●事務局までお問い合わせください

DLS パートナー株式会社　城村 遊
TEL　043-308-8100
WEB　http://www.dls-p.co.jp
E-mail　manta19827007@gmail.com
Mobile　090-4616-7468

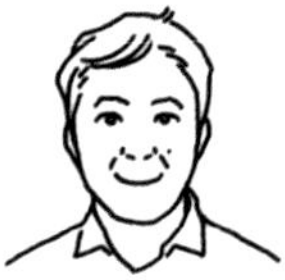

來村昌紀

和歌山県出身 / 和歌山県立医科大学、千葉大学大学院卒業 / 和歌山県立医科大学附属病院にて一般内科（呼吸器、循環器、消化器、腎臓病）、皮膚科、病理、救命救急センター、脳神経外科を研修 / 日本赤十字社和歌山医療センター脳神経外科 / 独立行政法人南和歌山医療センター脳神経外科 / 和歌山県立医科大学付属紀北分院脳神経外科助教 / 千葉大学先端和漢診療学講座 / あきば伝統医学クリニック　内科、小児科、在宅医療 / 証クリニック東京神田 漢方外来 / 千葉中央メディカルセンター脳神経外科 / 2014 年 12 月 らいむらクリニック開設

医薬学博士、日本脳神経外科学会脳神経外科専門医、国立病院機構認定臨床研修指導医、日本頭痛学会頭痛専門医・指導医、国際頭痛学会認定 Headache Master、日本東洋医学会 漢方専門医、千葉大学臨床教授、城西国際大学非常勤講師、千葉科学大学非常勤講師

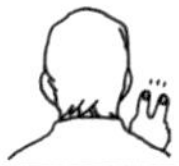

茶道表千家 講師 宗癒、華道龍生派 家元教授 華隆、俳号 春桜子
日本習字 かな部門 高等師範 晁鳳、剛柔流空手道 二段、陶芸家 全泥子

漢方専門医の脳外科医が書いた漢方の本・入門編

2021 年 5 月 15 日　第 1 版発行

著　者　　來村昌紀
発行者　　檜山幸孝

発行所　　株式会社 あかし出版
101-0052 東京都千代田区神田小川町 3-9
http://www.akashishuppan.com
総務部　939-8073 富山県富山市大町 2 区 1-7

ISBN 978-4-908740-12-1　　Printed in Japan